Das CORE Training
für einen starken Rücken

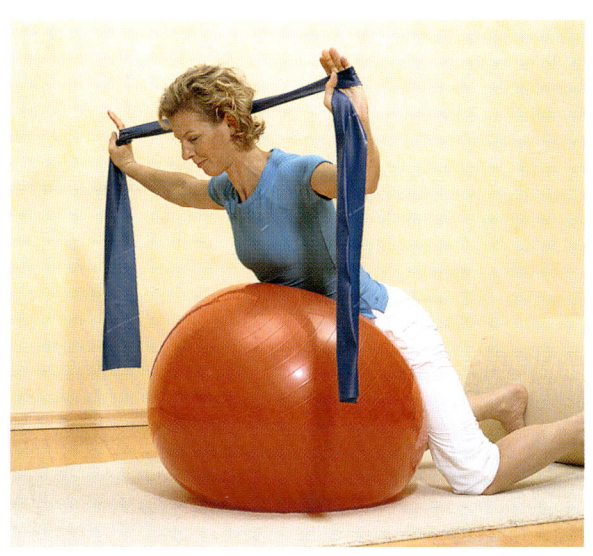

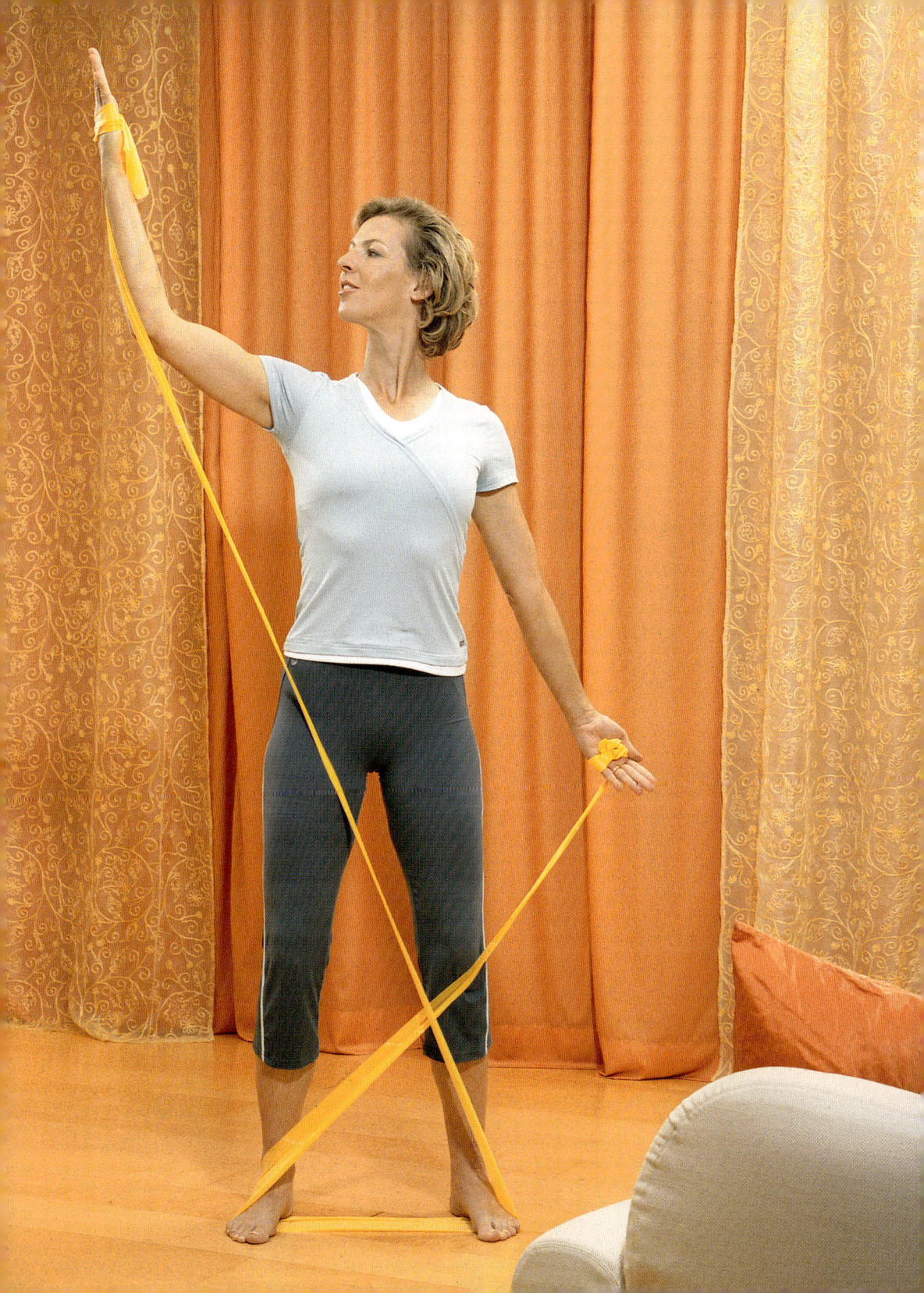

DR. JÖRN WINKLER
JÜRGEN WICHARZ

Das CORE Training für einen starken Rücken

Inhalt

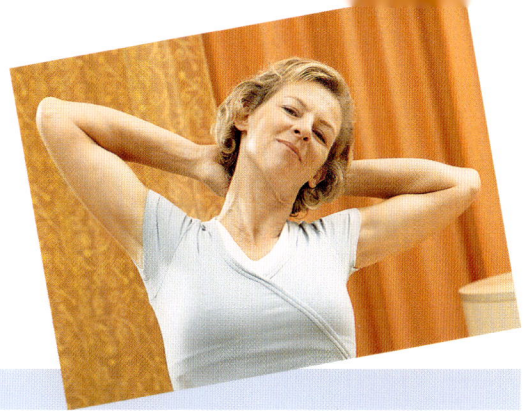

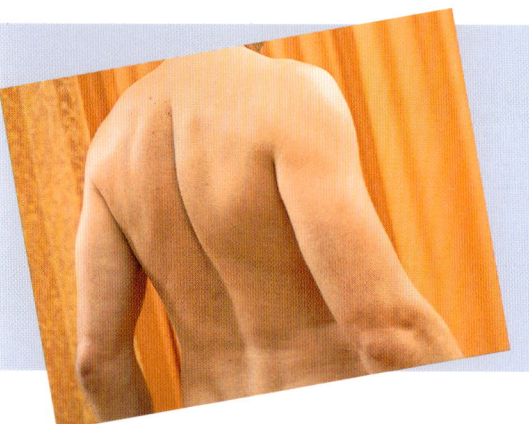

Der Rücken – eine Säule, die bewegt

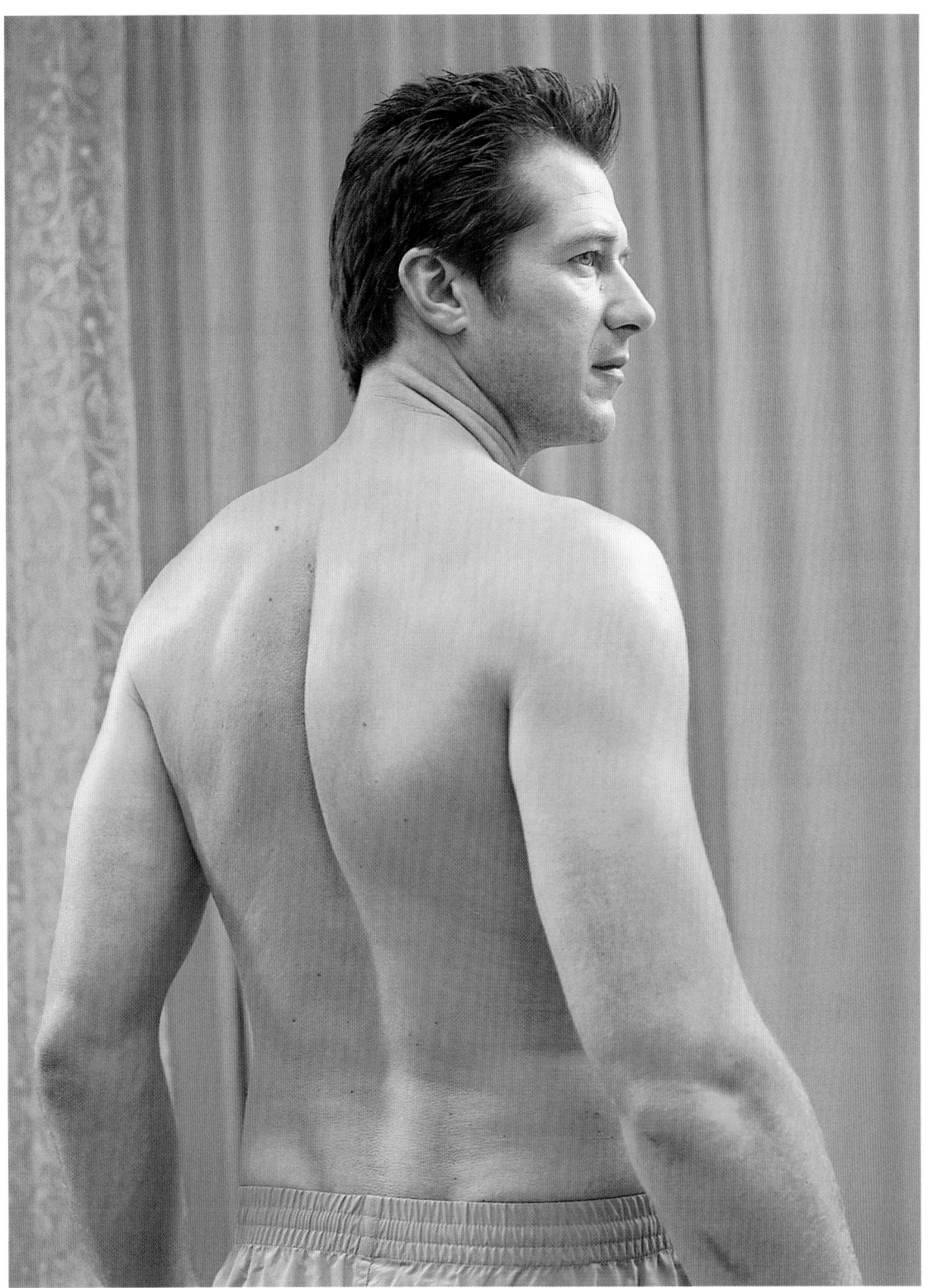

Jeder ist ein Sieger

Immer wieder wünschen sich Menschen ein Medikament, mit dessen Hilfe ihr Herz bei geringerem Sauerstoffverbrauch mehr Leistung bringen kann, das in der Lage ist, ihre Gefäße vor Arteriosklerose zu schützen, das durch eine Verbesserung der Fließeigenschaften des Blutes dafür sorgt, dass das Risiko für Herzinfarkt und Schlaganfall sinkt, das die Fettpolster schwinden lässt und gleichzeitig das körperliche und geistige Altern bremsen kann. Sie denken, das sei eine Utopie? Nein, dieses Medikament gibt es – für jedermann: ein individuell angepasstes körperliches Training in jedem Alter. Allerdings sind wir leider meist zu träge, um dieses Wundermedikament regelmäßig einzunehmen.

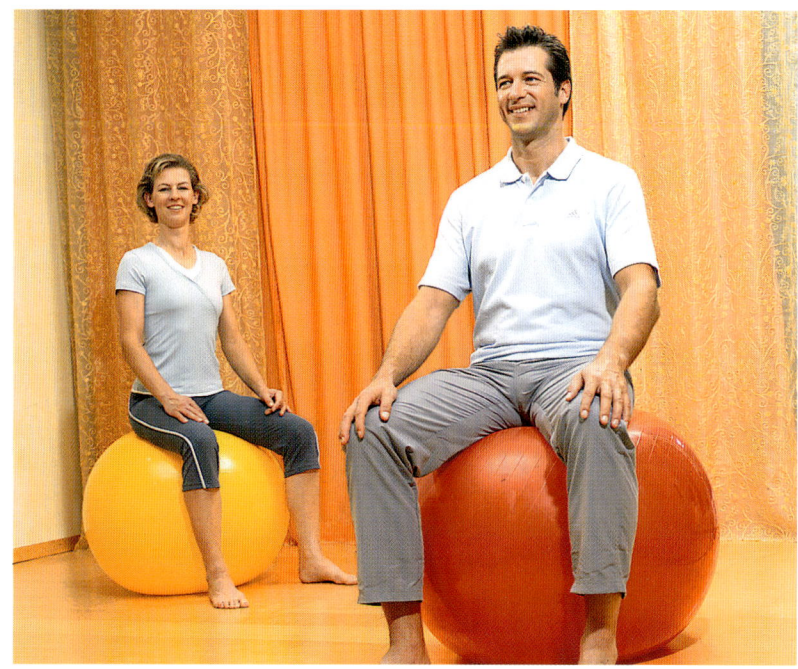

Lustgewinn statt Schmerzvermeidung: das Training so gestalten, dass es Spaß macht – der Schlüssel zur Nachhaltigkeit.

Das Core-Rückentrainingsprogramm

Mit unserem Core-Rückentrainingsprogramm »schlagen Sie dem physikalischen Gesetz der Trägheit ein Schnippchen«. Sie werden eine Siegerin bzw. ein Sieger, weil Sie wöchentlich regelmäßig körperlich aktiv sind und dabei rücksichtsvoll mit sich umgehen. Als Siegestrophäe halten Sie dann ein Mehr an Gesundheit und Wohlbefinden nicht nur für Ihren Rücken in der Hand.

Mit Hilfe dieses Buches erstellen Sie Ihr eigenes, auf Sie persönlich zugeschnittenes Core-Rückentrainingsprogramm. Die Schwierigkeitsgrade der Übungen steigen: von Core-Bronze über Core-Silber, Core-Gold bis hin zu Core-Platin.

- Somit steht Ihnen ein Rückentrainingsprogramm für ein ganzes Jahr zur Verfügung. Dabei haben Sie die Wahlmöglichkeit, sich zu den entsprechenden Schwierigkeitsstufen aus unterschiedlichen Übungsvorschlägen Ihr individuelles Rückentrainingsprogramm zusammenzustellen.
- Fortgeschrittene können beim Fitness-TÜV (siehe S. 56 ff.) feststellen, ob sie bereits direkt in die Core-Silber- oder Core-Gold-Stufe einsteigen können.
- Die Core-Trainingsstufen von Bronze bis Platin symbolisieren die unerschöpfliche Vielgestaltigkeit körperlicher Trainingsformen ebenso wie die wachsende Belastungsfähigkeit und Beanspruchbarkeit des Menschen.

Auf einfachen Wegen können Sie ausprobieren, wählen und Ihre Lieblingsübungen entdecken!

Der Rücken läuft auf zwei Beinen

Ruhe, Schonung, Passivität, viel Schlaf, geringe Anstrengung und wenig Aufregung werden leider noch immer als die besten Voraussetzungen für ein langes und verschleißarmes Leben betrachtet. Nicht

10_Der Rücken – eine Säule, die bewegt

Verschleiß ist eine Folge des unsachgemäßen Gebrauchs!

selten hat dies jedoch auch einen Rückzug aus einem aktiven in ein passives Leben zur Folge. Dieser Rückzug in die Passivität hat dramatische Konsequenzen, denn: Die Natur ist lösungsorientiert, nicht benötigte Strukturen werden abgebaut und verkümmern. Aber genutzte Strukturen erhalten sich und trainierte Strukturen bringen sich in bessere Form. Es gilt heute als gesichert, dass sinnvoll ausgewählte und nach den individuellen Voraussetzungen dosierte Belastungen und Beanspruchungen ein vorzeitiges Altern verhindern und Wohlbefinden, Vitalität und Mobilität bewahren.

Den eigenen Körper pflegen

Die gute Nachricht: Wissenschaftlich bewiesen ist, dass unsere Gelenksysteme, unsere Wirbelsäule und die Bandscheiben unter normalen Bedingungen alt werden und belastungsfähig bleiben können. Dies hängt jedoch von sorgfältiger Pflege und umsichtigem Gebrauch sowie der Vermeidung ständiger Überforderungen oder Unterforderungen ab.

In der heutigen Zeit ist es im Allgemeinen eher so, dass das Bewegungssystem chronisch unterfordert wird. Dagegen ist regelmäßige körperliche Aktivität unverzichtbar und gehört zur Pflege der Bewegungssysteme. Selbst im hohem Alter lassen sich durch regelmäßige körperliche Aktivität Anpassungsprozesse erzeugen, die mit einer deutlichen Steigerung der Leistungsfähigkeit von Muskeln, Sehnen, Knorpel, Knochen, Herz-Kreislauf-, Stoffwechsel-, Hormon- und Immunsystem verbunden sind.

Für Alt und Jung darf deshalb der Sport nicht mehr nur die schönste Nebensache der Welt sein. Heute und in Zukunft werden maßgeblich körperliche, geistige und seelische Aktivität, Bewegung und Sport darüber entscheiden, wie krank oder gesund der Einzelne ist. Eigenverantwortung ist gefragt!

Bewegtes Leben – bewegter Rücken

Aktuelle wissenschaftliche Erkenntnisse fordern zur Vorbeugung und Behandlung von Verschleißerkrankungen täglich körperliche Aktivität. Hierbei ist zunächst das Prinzip wichtig, Gelenke zu bewegen und Muskeln zu trainieren.

In diesem Zusammenhang ist es interessant, dass Bandscheibenverletzungen bei Menschen aus Berufen, in denen sehr viel Muskelarbeit gefragt ist, eher selten vorkommen. Dagegen klagen Personen in Berufen mit geringer körperlicher Aktivität, wie beispielsweise Autovielfahrer und Schreibtischmenschen, verstärkt über Bandscheibenprobleme.

Gut gemeinte Rat-»Schläge« zur Vermeidung von körperlicher Aktivität, Bewegung und Sport stellen sich mittel- und langfristig als Schläge gegen die Gesundheit heraus. Dauerhafte Schonung unterstützt einen Teufelskreis, der verschärfte gesundheitliche Defizite erzeugt.

Teufelskreis Schonung (modifiziert nach Hänsel und Pfeiffer, 2006)

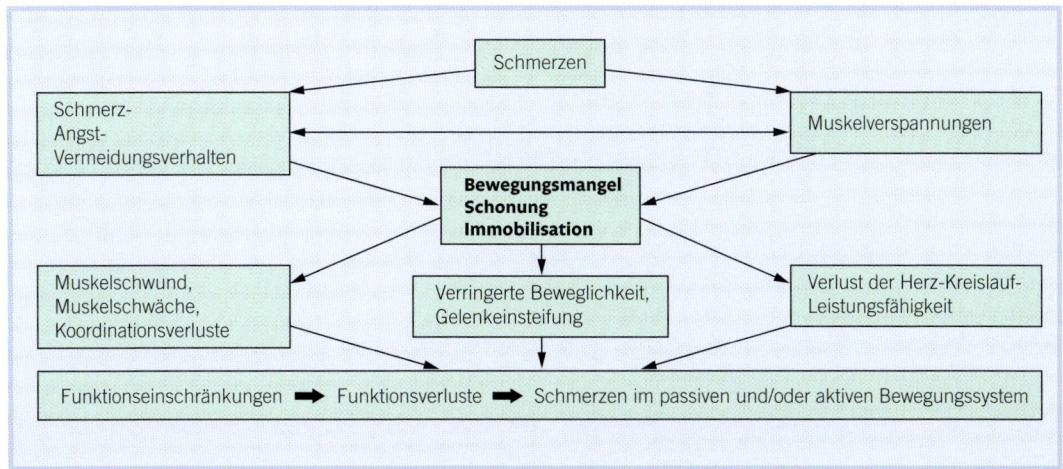

Fakten für einen bewegten Rücken

Wechsel zwischen Be- und Entlastung

Die allgemeingültige Aussage »Was fordert, das fördert!« ist inzwischen wissenschaftlich und praktisch vielfach bewiesen. Nicht zuletzt postuliert einer der Bandscheibenpäpste Prof. Junghanns: »Die Bandscheibe lebt von der Bewegung!«

Spazierengehen, Jogging, Tanzen und Aerobic sind z. B. körperliche Aktivitäten, die die Bandscheiben leben lassen. Die bei Bewegung entstehenden Rundummassagen der Bandscheiben, verstärkt durch Druck und Entlastung, sorgen für den unverzichtbaren Nährstrom in die Bandscheiben, während verbrauchte Nährstoffe gewissermaßen herausmassiert und dann abtransportiert werden. Der äußerst träge Bandscheibenstoffwechsel ist von einem regelmäßigen Wechsel zwischen Be- und Entlastung abhängig. Bewegungsarme Haltungen wie z. B. Sitzen und Stehen führen zum Stillstand dieses Stoffwechsels. Bandscheiben funktionieren wie ein Schwamm: Wenn ein Schwamm ruhig im Wasser liegt, wird kaum Wasser einströmen. Werden dagegen kreisende und knetende Bewegungen durchgeführt und der Schwamm dabei immer wieder entlastet, strömt praktisch sauberes Wasser hinein und verschmutztes Wasser heraus. Dieses Prinzip der Bandscheibenernährung wird z. B. in fast idealer Weise beim Gehen und Laufen gewährleistet.

Das Prinzip der Bandscheibendurchsaftung bei Bewegung

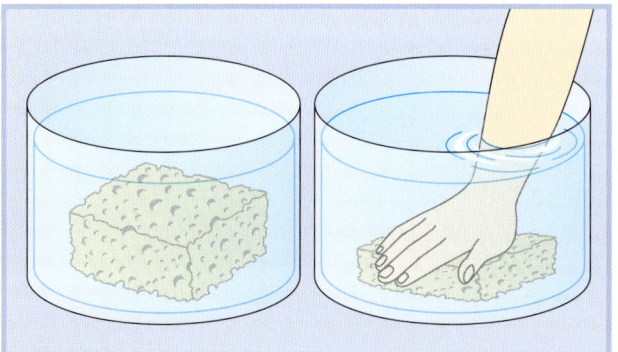

Vorsicht vor den »3 F«: Fußball – Flaschenbier – Filzpantoffeln

Genuss, Spaß und Freude stellen unverzichtbare Elemente des Wohlbefindens und der Zufriedenheit dar. Sie werden nicht nur durch körperliche Aktivität wie Training

und Sport erzeugt, sondern auch durch die Pflege der persönlichen
»Nischen«. Kino, Theater, Urlaub, befriedigende Sexualität, genüss-
liches Essen und Trinken können dazugehören. Alles ist jedoch nichts
ohne die persönliche Gesundheit, die auch die körperliche Aktivität
braucht.

Die Wissenschaft sagt hierzu, dass durch körperliche Arbeit und/oder
Sport 1500 bis 2000 Kilokalorien pro Woche verbrannt werden müssen. Wie Sie dies über körperliche Aktivität, Bewegung, Training und
Sport erreichen können, wird Ihnen klar, wenn Sie dieses Buch durch-
gearbeitet haben. Wir sind sicher, auch für Sie sind Vorschläge dabei,
die Sie gerne durchführen werden. So verbrauchen Sie beispielsweise
im Trainingsniveau Silber bei dreimaligem Üben pro Woche 1500 bis
1700 Kilokalorien. Geben Sie den »3 F« Contra!

Leben in Balance

Für den Menschen sind auf Dauer Extreme jeder Art gesundheitlich
schädlich. Irgendwann wird das schwächste Glied des Menschen
Schaden nehmen. Es »geht ans Herz«, »schlägt auf den Magen« oder
»krümmt den Rücken«.

Wir können jedoch unser Potenzial auf Dauer umso effektiver entfal-
ten, je ausgewogener wir auf einen Ausgleich zwischen den Gegen-
sätzen Spannung und Entspannung, Belastung und Entlastung, Reiz
und Reizerholung achten.

Nicht selten überwiegen im Berufsalltag zwei Extreme: Unter- und/
oder Überforderung, wie beispielsweise stundenlange Schreibtisch-
tätigkeit unter geistiger Hochspannung bei gleichzeitiger Schlaffheit
des Bewegungssystems. Oder Arbeit unter Akkordbedingungen, Dau-
erhetze von Termin zu Termin, ebenfalls unter Hochspannung, Stö-
rungen des Biorhythmus und Schlafentzug durch Klima- sowie Zeit-
zonenveränderungen.

14_Der Rücken – eine Säule, die bewegt

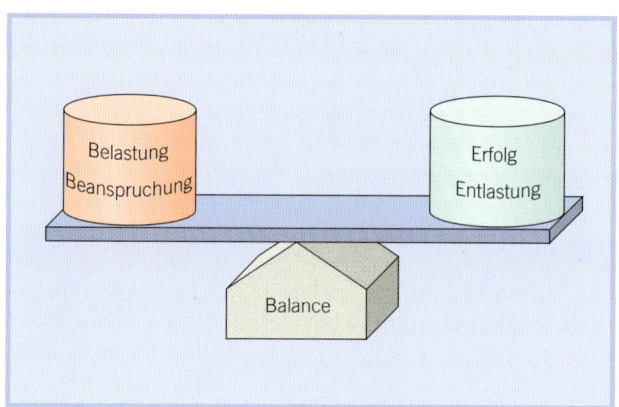

Ziel ist es, ein Gleichgewicht zwischen Be- und Entlastung herzustellen.

Das Gleichgewicht sollte stimmen!
Ihre persönliche Balance zwischen Anspannung und Entspannung sollte in körperlicher wie in seelischer Hinsicht stimmen! Körperliche und psychische Belastungen in Beruf, Familie, Freizeit und Sport erfordern Ausgleichsmaßnahmen.
Das Training des Bewegungs-, des Herz-Kreislauf-, Stoffwechsel- und Immunsystems sollte heute ebenso zu den unverzichtbaren Gestaltungen des Lebens gehören, wie die Seele regelmäßig »baumeln« zu lassen.
Wie sieht es eigentlich mit Ihrem Gleichgewicht zwischen den unumgänglichen Belastungen des Alltags, den daraus entstehenden Beanspruchungen und dem dafür notwendigen Ausgleich aus? Denken, hoffen oder wünschen Sie sich manchmal, wieder »der oder die Alte« zu werden?
Wenn auch Sie gesundes Leben im Wesentlichen als den Versuch begreifen, die natürlich angelegten Lebensfunktionen durch
• körperliche Be- und Entlastung,
• geistige An- und Entspannung,
• Reizaufnahme und Reizerholung
in der Balance zu halten, dann wird es auch Ihnen gelingen, gesund zu leben.

Core-Regel 1: Aktivität schafft Vitalität!

Schmerz und Rücken – eine (un-)heilvolle Beziehung

»Was man nicht erklären kann, das sieht man gern als Rheuma an!«, scherzen auch Ärzte, wenn es schwer wird, Schmerz zu beschreiben und die Ursache zu erklären.

Die Wahrscheinlichkeit, dass Sie gerade Rückenschmerzen haben, wenn Sie dieses Buch lesen, ist sehr hoch. Drei von vier Deutschen leiden mindestens einmal im Leben an Rückenschmerzen. Diese Schmerzen können Sie unerwartet wie aus heiterem Himmel überfallen, unabhängig von Alter, Geschlecht und Körpermerkmalen wie Größe, Gewicht, Haltungsgewohnheiten und persönlicher Fitness. Das Schmerzerleben ist subjektiv und äußert sich abhängig von der Ursache (Vergiftung, Verletzung, Schaden, Erkrankung) in unterschiedlichen Arten, wie z. B. starkem, bohrendem, hellem, brennendem oder dumpfem Schmerz.

Da die Interpretationen und Beurteilungen von Schmerzen subjektiv sind, werden sie von Mensch zu Mensch sehr unterschiedlich erlebt. Wir haben keinen Wahrnehmungssinn für Schmerzen. Die Deutungen von Schmerzen sind Phänomene, die im Gehirn entstehen. Das heißt im Umkehrschluss, dass wir Schmerzen über die Art und Weise, mit der wir mit ihnen im Kopf umgehen, positiv oder negativ beeinflussen können. Sehr ungünstig sind die individuellen Interpretationsweisen, die zur Schonung des betroffenen Systems führen. Sie »lehren« die Betroffenen beispielsweise, in der Zukunft mögliche Gefahren gezielt zu umgehen. Dieser weit verbreitete, klassische, leider sehr ungünstige Lernprozess wird als Schmerz-Angst-Vermeidungsverhalten beschrieben. In Zusammenhang mit Gefühlen von Furcht, Angst und negativem Stress besteht die Gefahr, dass es zu einem Rückzug aus beruflichen, familiären, freizeit- und sportbezogenen Aktivitäten kommt. In diesen Prozessen ist leider sehr häufig der körperliche, berufliche und soziale Abstieg und Ausstieg vorgezeichnet. Aus der Sicht von Rückenschmerzen sind derartige Verhaltensweisen in den meisten Fällen falsch und verheerend. Der Arzt würde sagen: »Kontraindiziert!« Wieso? Nur zwei Prozent aller Rückenschmerzen haben eine ernsthafte Ursache. 98 Prozent der Rückenschmerzen gelten als eher harmlos und haben in der Regel gute Heilungschancen. Der überwiegende Anteil der Rückenschmerzen klingt nach wenigen Tagen wieder von alleine ab.

Lassen Sie sich also nicht vom Schmerz zur Passivität verleiten!

Core-Regel 2: Schmerzen dürfen nicht zur dauerhaften Passivität führen!

Für die meisten erlebten Rückenschmerzen sind auch mit modernster Diagnostik keine eindeutigen Auslöser erkennbar. Im Allgemeinen kommen Rückenschmerzen von der Muskulatur, den Sehnen und Bändern oder den Gelenken der Wirbelsäule. Das System »Mensch und Rücken« funktioniert dann nicht optimal und muss wieder in Form gebracht bzw. fit gemacht werden.

Rückenschmerz – Aufforderung zur Bewegung

Die meisten Rückenschmerzen sind unkompliziert und ungefährlich, sie stehen in keinem Zusammenhang mit einer schwerwiegenden Erkrankung. Und vergessen Sie nicht: Sie besitzen ein Bewegungssystem, das grundsätzlich außerordentlich stabil und beanspruchbar ist. Ihr Rücken gehört dazu. Wie sonst könnte er Tag für Tag tonnenschwere Lasten aushalten? Belastung bedeutet Training – Schonung bewirkt das Gegenteil. Körperliche Aktivität, Bewegung, Training und Sport tun dem Rücken gut. In der Regel gibt es keine »falschen« Bewegungen.

! Indikatoren und Risikofaktoren für Rückenschmerzen	
körperbezogene Merkmale	fehlende körperliche Fitness, insbesondere fehlende Kraftausdauer und schlechtes Zusammenspiel der den Rumpf stabilisierenden Muskulatur
psychologische Einflussfaktoren	Traurigkeit, Depression, Katastrophisieren, Angst-Schmerz-Vermeidungsverhalten
persönliche biologische und verhaltensabhängige Merkmale	vorausgegangene Episoden von Rückenschmerzen, Beeinträchtigung durch andere Erkrankungen
arbeitsplatzbezogene Einflüsse	täglich wiederholendes Bücken und Drehen in Zwangshaltungen, täglich wiederholende Materialbewegungen (Heben, Tragen, Schieben, Ziehen), Unzufriedenheit am Arbeitsplatz, fehlende psychosoziale Unterstützung
soziale Einflüsse	niedriges Ausbildungsniveau

(modifiziert nach Lühmann, 2005)

Derzeitige wissenschaftliche Erkenntnisse und praktische Erfahrungen sprechen für eine angemessene körperliche Aktivität, weil Bewegung
- für ausdauernde und kräftige Muskeln sorgt,
- die Stabilität und Widerstandsfähigkeit der Gelenke und Knochen erhält,
- Heilungsprozesse und Wohlbefinden fördert.

Bei sehr schmerzhaften Rückenproblemen kann es sinnvoll sein, zunächst nur solche Aktivitäten zu nutzen, die zur Schmerzlinderung beitragen. Wohl gemerkt, zur Aktivität gehören auch die Pflege persönlicher Nischen, gezielte Pausen, bewusste Entspannung und andere Dinge, die für Sie persönlich das Leben lebenswert machen. Natürlich sollten Sie extreme und schmerzhafte Beanspruchungen zunächst vermeiden. Alle Bewegungen, die schon ein wenig guttun, sollten Sie durchführen. Je eher Sie in Bewegung kommen, desto eher geht es Ihnen besser. Aktivität führt zur schnelleren Genesung und beugt weiteren Rückenschmerzen vor.

Was tun, wenn der Rücken gefährlich schmerzt?
Nur ein bis zwei Prozent der Rückenschmerzen haben eine ernsthafte Ursache. Gefährliche und daher behandlungsbedürftige Rückenschmerzen machen sich fast immer durch bestimmte Warnsignale im Körper bemerkbar. Dazu zählen z. B.:
• Taubheitsgefühle in Fingern, Zehen, Armen, Gesäß und Beinen
• Lähmungserscheinungen
• Unfähigkeit, Urin und Stuhlgang zu halten
• starker und verbleibender Nachtschmerz
• starke und verbleibende Schmerzen bei unter 18- und über 50-Jährigen
In diesen und ähnlichen Fällen sollten Sie unbedingt umgehend den Arzt aufsuchen.

Der Einsatz von physikalischen Maßnahmen wie Wärmebehandlung, Bestrahlungen, Massagen, passiver Krankengymnastik ist sicherlich kurzzeitig während der akuten Phase des Hexenschusses hilfreich und sinnvoll. Eine dauerhafte und vor allen Dingen eine nachhaltige Lösung des Problems Rückenschmerz lässt sich nur durch regelmäßige und dosierte körperliche Aktivität in Beruf, Freizeit, Familie und Sport erzielen.

Core-Regel 3: Aktivität gegen Rückenschmerz!

Der Sprung über den »inneren Schweinehund«

Unser Schweinehund kann unser Freund und unser Feind sein. Es ist gut, wenn er sehr stark ist und uns z. B. zu Recht daran erinnert, weniger aktiv zu sein, um uns die nötige Ruhe zu gönnen.
Leider erwischt er uns aber auch in Lebenslagen, aus denen heraus wir uns eigentlich befreien wollen, nämlich körperlich aktiv zu sein, zu trainieren oder die Treppe statt des Aufzugs zu nutzen. Da baut er einen schier unüberwindbaren Buckel vor uns auf, führt unseren Finger zum Aufzugknopf und schon sind wir wieder drin im Kasten und lassen uns über die Stockwerke nach oben transportieren. Obwohl wir uns vorgenommen haben, »Fitness zu machen«, in die Laufschuhe zu steigen und zu joggen, legen wir die Beine aufs Sofa, ganz nach dem 3-F-Prinzip; Sie erinnern sich: Fußball - Flaschenbier - Filzpantoffeln.

Motivation kontra Schweinehund

Wenn unsere Motivation nicht stark genug ist, bremst uns der innere Schweinehund, wo er nur kann. Die Motivation erwächst aus starken Motiven. Starke Motive sind entscheidend für die Richtung, die Intensität und die Ausdauer, mit der wir unsere Ziele verfolgen. Es ist wichtig, dass Sie hierbei Ihre Motive und Ziele sehr eindeutig, klar und einfach formulieren. Achten Sie darauf, dass Ihre Ziele auch relativ leicht und kurzfristig verwirklicht werden können. Suchen Sie sich Freunde, mit denen Sie gewissermaßen im Gleichschritt den Weg zum Ziel einschlagen. Gibt es Gruppen, Kursleiter und feste Termine, die weitere Sprunghilfen darstellen, den Schweinehund zu überwinden? Legen Sie exakt fest, wann Sie trainieren wollen.

Core-Regel 4: Rückenschmerzen treten zwar häufig auf, haben aber in den meisten Fällen eine harmlose Ursache!

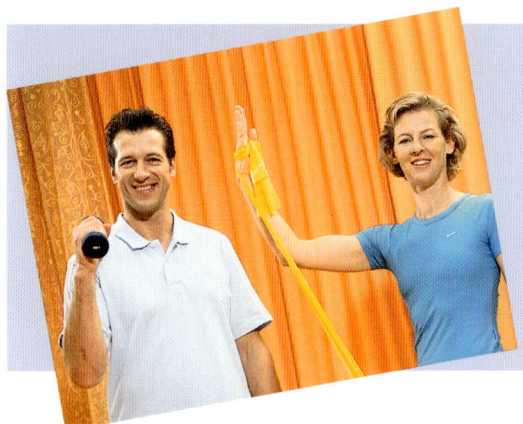

Das
Equipment

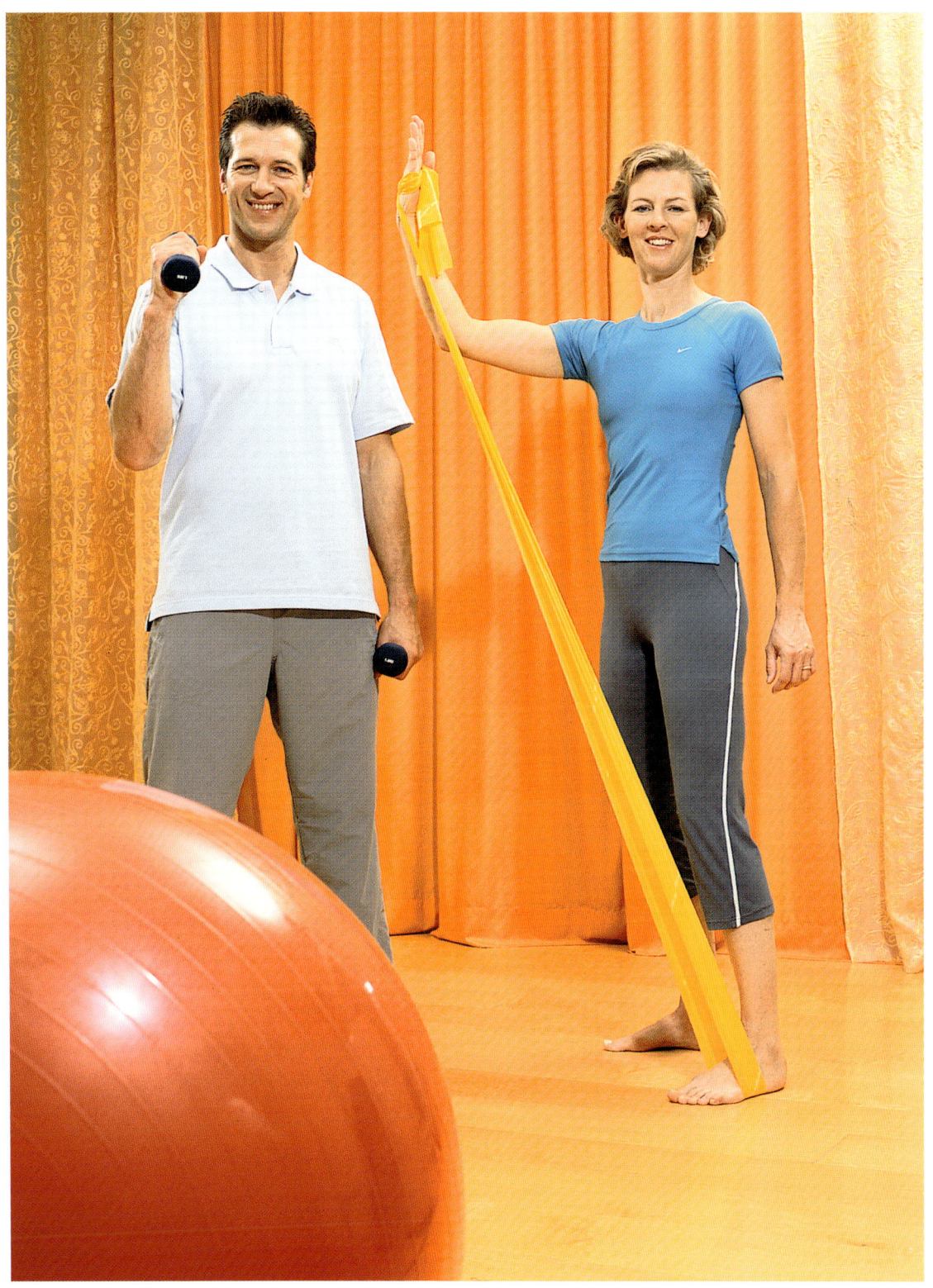

Sie brauchen nicht viel!

Ein guter Wille ist für den Erfolg unverzichtbar, möglichst gute Voraussetzungen sind eine große Hilfe! Aus diesem Grund sollten Sie darauf achten, dass Sie für Ihr Core-Training gut gerüstet sind. Sie benötigen dafür die folgenden Geräte und die passende Bekleidung.

Thera-Band
Die kleinste Turnhalle für zu Hause – so kann man das praktische Übungsband für das Krafttraining beschreiben. Erhältlich ist das Thera-Band in acht verschiedenen Widerständen. Diese Widerstände sind durch Farben gekennzeichnet und bieten so eine gute Orientierung bei der Auswahl der geeigneten Belastungsintensität. Wir empfehlen Ihnen, ein Band mit folgender Farbe (= Intensität) auszuwählen:
- Gelb bis Rot für den Schwierigkeitsgrad Bronze
- Rot bis Grün für den Schwierigkeitsgrad Silber und Gold
- Grün bis Blau für den Schwierigkeitsgrad Platin

Für das Muskelaufbautraining wählen Sie eher die stärkere Intensität. Die Bandlänge sollte 2,50 Meter betragen, bei einer Körpergröße von über 1,95 Meter empfiehlt sich eine Bandlänge von 3,0 Meter.

Kurz- und Langhanteln
Ein Paar Kurzhanteln oder eine Langhantel vervollständigen Ihr Fitness-Studio zu Hause. Hier reicht entweder eine Langhantel mit Zusatzgewichten bis zu 30 Kilogramm oder ein Paar Kurzhanteln mit Zusatzgewichten bis insgesamt 16 Kilogramm vollkommen aus.

Sitzball
Bei der Auswahl des Sitzballs ist der Balldurchmesser entscheidend. Wenn Sie auf dem aufgepumpten Ball sitzen, müssen die Hüftgelenke höher sein als die Kniegelenke. Daraus ergibt sich, dass der Winkel im

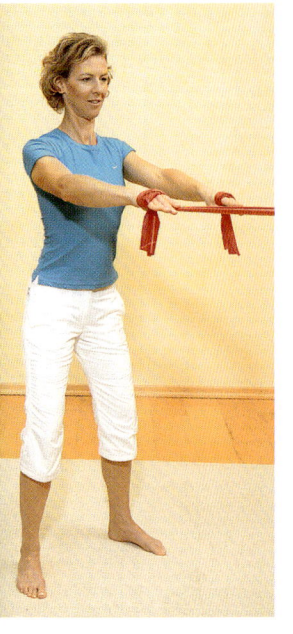

Das rote Thera-Band ist ideal für das Bronze-Core-Programm.

Kniegelenk größer als 90 Grad sein sollte. Die unten stehende Tabelle hilft Ihnen bei der Wahl des richtigen Balldurchmessers.

Übungsmatte

Für Ihre Übungsmatte brauchen Sie nicht viel Geld auszugeben, die preiswerteste Lösung ist eine einfache Isomatte aus dem Campingbedarf. Wer aber regelmäßig trainiert, sollte sich mit einer besseren Matte (z. B. Gymnastikmatte der Firma Thera-Band oder der Firma Airex) belohnen.

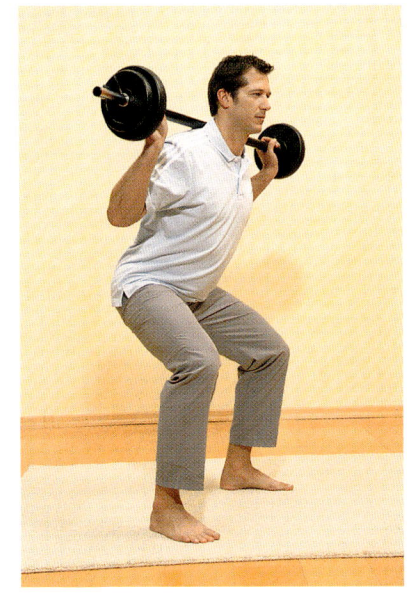

Durch die Höhe des Zusatzgewichts der Langhantel wird der Schwierigkeitsgrad des Trainings variiert.

Welche Ballgröße passt?	
Körpergröße	**Balldurchmesser**
bis 125 cm	35 cm
bis 145 cm	45 cm
bis 155 cm	55 cm
bis 165 cm	65 cm
bis 175 cm	75 cm
über 175 cm	> 80 cm

Dies sind Zirkawerte, die Feineinstellung der Größe können Sie über den Füllungszustand des Balles vornehmen. Achten Sie beim Kauf auf TÜV-geprüfte Qualität.

24_Das Equipment

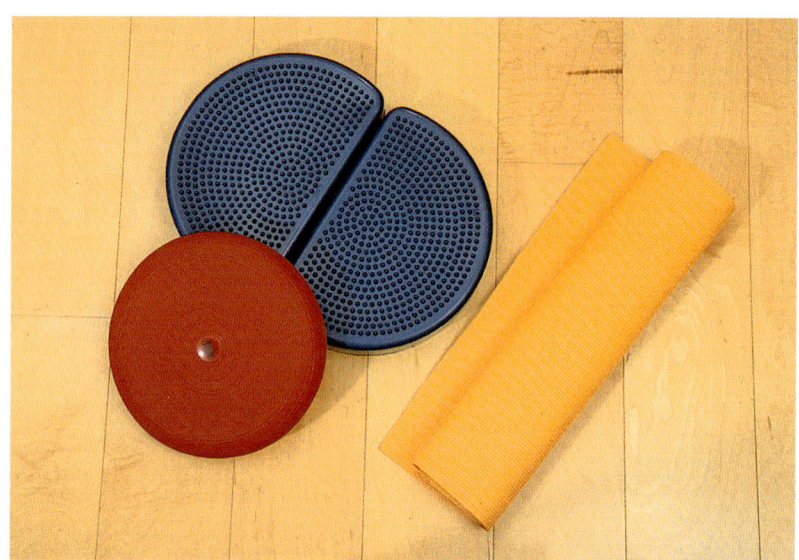

Labile Unterlagen

Die labile Unterlage findet ihren Einsatz beim sogenannten koordinativen Training. Zusammengerollt kann eine Übungsmatte als labile Unterlage dienen. Aufgrund der Vielzahl der im Handel erhältlichen labilen Unterlagen ist es wichtig, dass die Unterlage nicht zu wackelig ist. Sie sollten die Unterlage beherrschen und nicht umgekehrt!

Schuhe

Die Sportartikelindustrie hat sich auf den Fitness-Boom eingestellt. Sie bietet für fast jede Aktivität – ob Walking, Jogging oder Running – und für die individuelle Voraussetzung (Körpergewicht, Fußtyp etc.) gute Lösungen. Lassen Sie sich bei der Auswahl von Schuhen und Bekleidung weniger von modischen als vielmehr von funktionellen Aspekten leiten. Die Schuhe, Bindeglied zwischen Körper und Untergrund sind mitentscheidend, um Überbelastungen und Verletzungen vorzubeugen. Sie sollten neben einer guten Passform auch gute Stütz- und Dämpfungseigenschaften aufweisen, um die bei jedem Laufschritt entstehenden Aufprallschocks abzufedern, die das zwei- bis dreifache des Körpergewichts betragen können. Lassen Sie sich vornehmlich in guten Sportgeschäften, die mit spezialisierten Fachverkäufern und eventuell sogar mit Fuß-, Gang- und Laufanalysen aufwarten, beraten.

Bekleidung

Bei der Sportbekleidung haben sich moderne Textilfasern durchgesetzt, die den Körper einerseits vor Witterungseinflüssen wie Nässe oder Kälte schützen, andererseits Wärme und Schweiß nach außen transportieren. Das schützt Sie sowohl vor Auskühlung und Erkältungskrankheiten als auch vor Überhitzung. In den kälteren Jahreszeiten hat sich das »Zwiebelprinzip« bewährt, bei dem Sie je nach Bedarf mehrere dünne Schichten an Bekleidung übereinander anziehen. Wenn Sie bei Dunkelheit aktiv sind, sollten Sie entsprechende Sicherheitsaccessoires, wie beispielsweise reflektierende Leuchtstreifen auf der Kleidung, tragen.

Pulsmesser zur Herzfrequenzkontrolle

Herzfrequenzmesser (Pulsuhr)

Zur Schulung der Körperwahrnehmung sowie des Tempo- und Belastungsgefühls bei körperlichen Aktivitäten ist ein elektronischer Herzfrequenzmesser (Pulsuhr) sehr empfehlenswert. Durch die Kontrolle der aktuellen Herzfrequenz können Sie darüber hinaus exakt die für Sie ermittelte individuelle Belastungsintensität überwachen. Auch ungewohnte Körperreaktionen, die beispielsweise bei Hitze oder unter Höhenbedingungen entstehen, wie beim alpinen Wintersport oder Wandern, lassen sich so hervorragend kontrollieren.

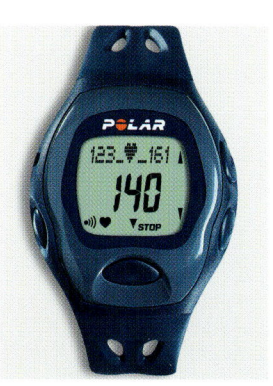

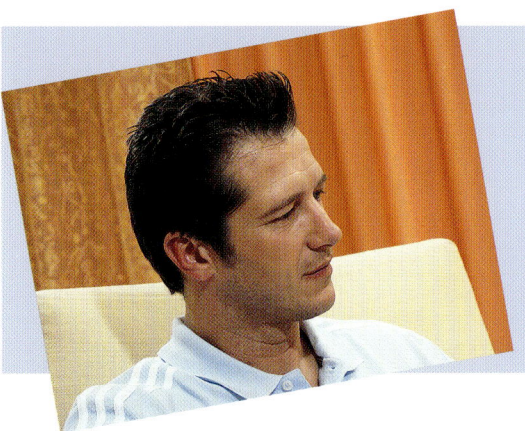

Effektiv und lustvoll trainieren - gewusst wie

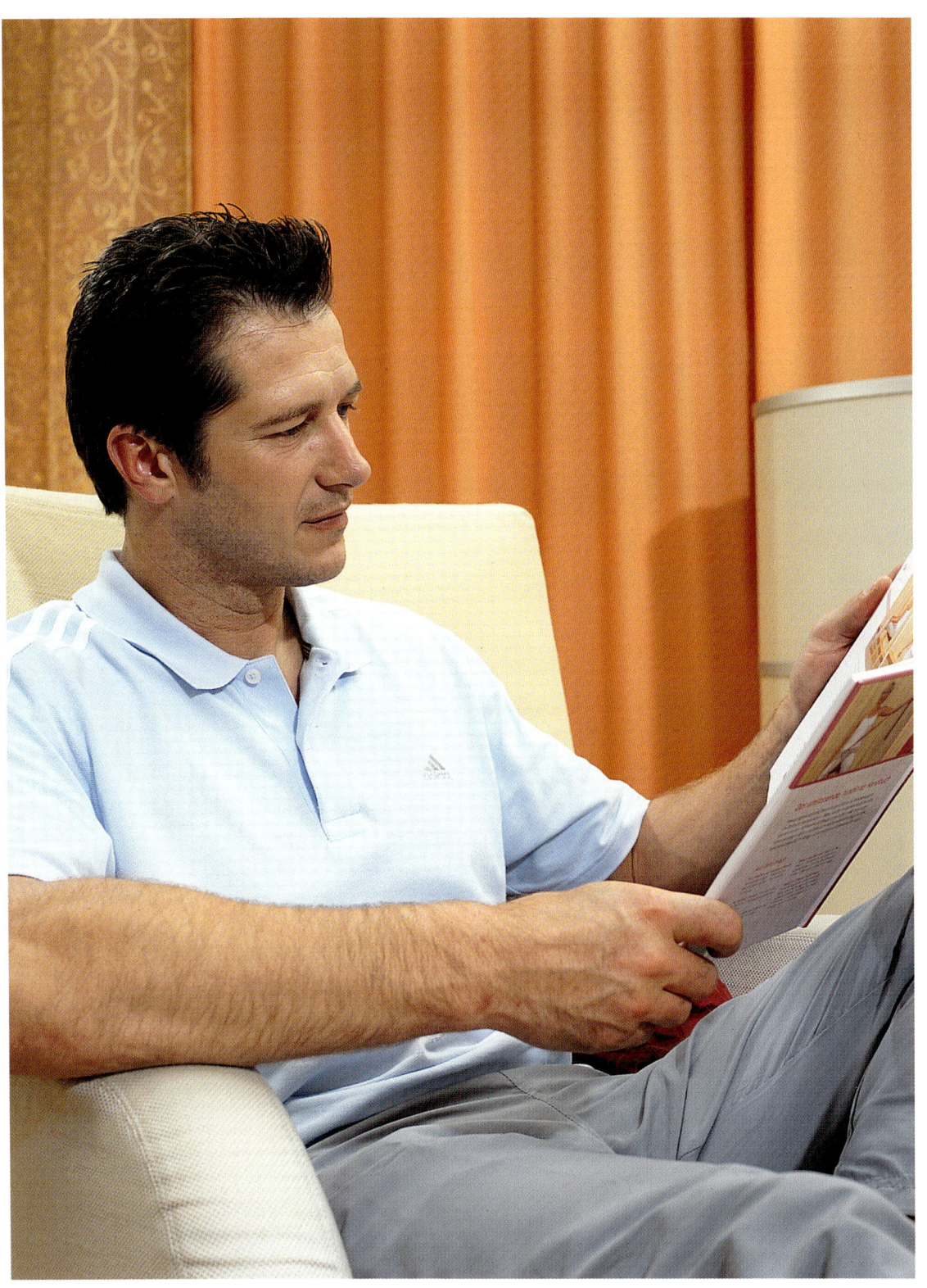

Das erfolgreiche Traningsverständnis

Was lange währt, wird endlich gut!

Damit Sie Ihre Ausdauer, Beweglichkeit, Koordination und Kraft verbessern können, müssen Sie im Training »überschwellige« Reize setzen. Die Höhe dieser Reize wird durch die Trainingsintensität (Anstrengung), den Trainingsumfang (Zeit) und die Trainingshäufigkeit (Regelmäßigkeit) bestimmt. Die sorgfältige Beachtung dieser drei Belastungsfaktoren entscheidet dann über die Anpassungseffekte des Körpers an das Training, die unter Fachleuten als Superkompensation bezeichnet werden. Die Trainingsanpassung geschieht auf folgendem Weg: Zunächst führt jede körperliche Aktivität zu einer Störung des biologischen Gleichgewichts (Homöostase). Abhängig von den Belastungsfaktoren führt diese Veränderung, die als »katabole Trainingsphase« bezeichnet wird, zusehend zu einer Ermüdung und damit zu einer Verringerung der Leistungsfähigkeit. In dieser Phase verlangt das beanspruchte System nach einer ausreichend langen Pause. In dieser »anabolen Phase« passt sich unser System an, indem es einen Substanz- und Strukturaufbau über das vorherige Niveau hinaus betreibt. Erst das gekonnte Wechselspiel von Belastung und Erholung ermöglicht erfolgreiche Trainingsprozesse. Die Summe regelmäßiger gelungener überschwelliger Reize entscheidet dann über die Anpassungseffekte.

Wenn Sie jetzt in das Training einsteigen, unterliegen vielleicht auch Sie der Versuchung, in kurzer Zeit zu viel erreichen zu wollen. Zwar sind schnelle Verbesserungen mög-

Das Prinzip der Superkompensation – durch dosiertes Training bewirkt (modifiziert nach Jakolew, 1977 und Grosser, 1988)

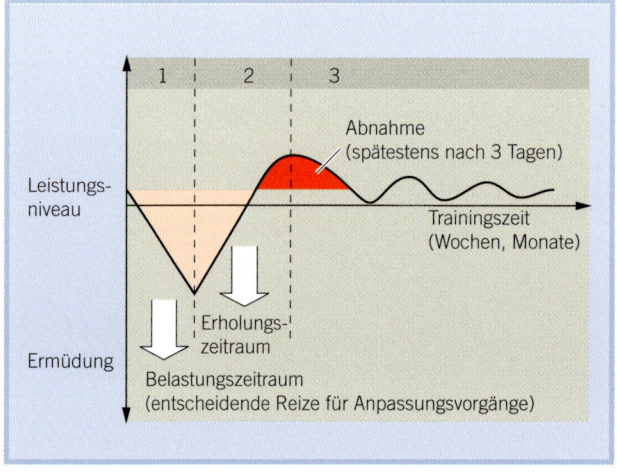

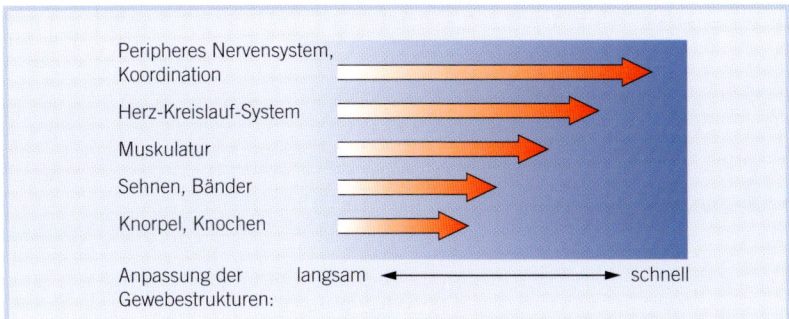

Die unterschiedlichen Anpassungsgeschwindigkeiten verschiedener Organsysteme (Quelle: Lagerstrøm, Wicharz; Trainermanual zum DAK-Präventionsprogramm, 2007)

lich, aber die Gefahr, diesen Erfolg auf Kosten Ihrer Gesundheit zu erzielen, ist groß. Ein Erfolg versprechendes Training richtet sich immer nach dem schwächsten Glied in der Kette. So sind Knorpel, Knochen, Bandscheiben und Gelenke überwiegend schlecht und in Teilen gar nicht durchblutet. Der damit verbundene langsame Stoffwechsel ist für wesentlich langsamere Anpassungen an Trainingsreize verantwortlich. Während diese Wochen und Monate brauchen, verlaufen die Anpassungen für das koordinative System, bei Muskeln und Herz-Kreislauf-System innerhalb von Stunden und Tagen.

So gibt uns die Natur den Trainingsrhythmus vor. Nach dem Prinzip »Weniger ist mehr!« sollten Gefühl und Geduld im Vordergrund stehen. Versprechungen wie »in sechs Wochen vom Waschbärbauch zum Waschbrettbauch« sind nicht nur unseriös, sondern können auch gesundheitsschädlich sein. In der Ruhe und der Regelmäßigkeit liegt die Kraft. Entscheidend ist, dass Sie jetzt beginnen und sich zunächst an die Regel »mäßig, aber regelmäßig!« halten. Entdecken Sie die faszinierenden Möglichkeiten, Ausdauer, Beweglichkeit, Koordination und Kraft zu trainieren. Fördern Sie Ihre Entwicklungsmöglichkeiten auf dem Weg vom Schwierigkeitsgrad Bronze nach Platin. Finden Sie Ihre Lieblingsübungen und Ihren Lieblingsausdauersport.

Der Anatom Roux brachte schon im vorigen Jahrhundert die Regel auf den Punkt:

• Was zu wenig genutzt wird, verkümmert.
• Was genutzt wird, erhält sich.
• Was über das Normale genutzt wird, passt sich an.
• Was zu intensiv benutzt wird, wird geschädigt.

Die entscheidenden Trainingsbausteine – der richtige Mix macht's

Ein für Ihre Gesundheit, für Ihr Wohlbefinden und Ihre Leistungsfähigkeit ausgerichtetes Trainingsprogramm braucht die Summe der Einzelteile, die das Ganze ausmachen:

• Ausdauer
• Beweglichkeit
• Koordination
• Kraft

Diese vier motorischen Hauptbeanspruchungsformen sind Familienmitglieder, die sich einzeln entscheidend entwickeln, wenn sie sich gegenseitig unterstützen. Damit Sie alle Elemente in Ihren Trainingsprozessen aufeinander abstimmen können, führen wir Sie im nachfolgenden Abschnitt durch den Dschungel der Trainingslehre. Keine Sorge, wir halten es wie Albert Einstein, der da sagte: »Mach es einfach, aber nicht zu einfach!« In diesem Sinn werden Sie die richtigen Trainingspfade finden.

Core-Regel 5: Trainieren Sie regelmäßig diese vier motorischen Hauptbeanspruchungsformen!

Ausdauertraining

In der Familie der motorischen Hauptbeanspruchungsformen stellt die Ausdauer die »Mutter« aller Elemente dar. Mit einer guten Ausdauerleistungsfähigkeit kommen wir z. B. wacher durch den Tag, erleben erholsamen Schlaf, rücken den Fetten zu Leibe, bringen den Zucker in die richtige Form und weisen den Blutdruck in die Schranken.

»Super oder Diesel« – unser Energiestoffwechsel

Sie erinnern sich vielleicht an den letzten 70-Meter-Spurt, um den Bus noch zu erreichen. Einen 100-Meter-Sprint hätten Sie, wenn überhaupt, nur unter großen Mühen geschafft. Da »hängt einem ganz schnell die Zunge aus dem Hals«, »fliegt einem der Puls um die Ohren« und im Bus angelangt »hast du dann dicke Beine«. Was ist passiert? Die Muskulatur wird gezwungen, in kürzester Zeit Spitzenleistung zu erbringen. Die Kraft hierfür liefern sogenannte energiereiche Phosphate. Diese stellen sehr schnell, sehr viel Energie zur Verfügung, allerdings nur für die ganz kurze Zeit von unter 20 Sekunden. Um weitere Meter laufen zu können, wird unsere Laufgeschwindigkeit abnehmen müssen.

Der Ausdauersportler dagegen nimmt den Sprit für das Laufen aus Kohlenhydraten und Fett. Die Kohlenhydrate sind in Form von Glykogen in der Leber und der Muskulatur gespeichert. Je nach Geschwindigkeit oder Intensität reicht die Energieversorgung über Kohlenhydratdepots für ca. 60 bis 90 Minuten. Dagegen verfügt jeder Mensch, ob groß, klein, schlank oder zu dick über immense Fettreserven als Treibstoff, die jedem Sprit für mehr als 25 Marathons »am Stück« liefern könnten.

Was ist jetzt die Konsequenz aus diesen Erkenntnissen? In einem sinnvollen Training nutzten Sie von Anfang an die Fette zur Energiegewinnung. Fette sind unser Dieselkraftstoff.

An die Fette kommen Sie jedoch nur heran, wenn Sie mit einer sanften Intensität ausreichend langsam und lange laufen. Dies geschieht nur unter aeroben Bedingungen, d. h., nur bei einer ausreichenden Sauerstoffaufnahme können die Köperfette für den Energiegewinnungsprozess genutzt werden.

> **Core-Regel 6: Die Fette verbrennen im Feuer der Kohlenhydrate!**

Je früher bei körperlicher Aktivität Fette verbrannt werden (Lipolyse), desto mehr Kohlenhydrate bleiben im Speicher. Ein ganz entscheidender Vorteil, denn dann stehen viel länger Kohlenhydrate zur Verfügung. Konsequenterweise ist es für jeden Ausdauersportler sehr bedeutsam, die Kohlenhydratspeicher im Training nicht zu erschöpfen. Leider beobachten wir viele Läufer, die mit starrer bis verzerrter Miene, mit Tunnelblick oder glasigen Augen durch das Gelände keuchen. Nicht nur dieser subjektive Eindruck, sondern auch zahlreiche Studien verraten, dass Freizeitläufer häufig zu schnell laufen, also ihre Kohlenhydratreserven erschöpfen, die Fettverbrennung reduzieren und daher zu intensiv trainieren.

Belastungskriterien im Ausdauertraining

Nachdem Sie jetzt einen Einblick in die Energiegewinnungsprozesse bekommen haben, beschreiben wir Ihnen die praktischen Konsequenzen für die Gestaltung eines Ausdauertrainings. Dieses ist auf Ihre persönlichen Ausgangsvoraussetzungen und auf unterschiedliche Ausdauersportarten abgestimmt. Fachlich sprechen wir sehr gerne von Trainingssteuerung, wenn es z. B. um die Zuordnung von Trai-

ningsumfang (Zeit), Trainingsintensität (Anstrengung) und Trainingshäufigkeit (Regelmäßigkeit) geht. Was sich hinter diesen Begriffen
verbirgt, wird sich Ihnen auf den folgenden Seiten erschließen.

Es gibt verschiedene Möglichkeiten, die Trainingsintensität selbst-
ständig zu kontrollieren und dadurch richtig dosieren zu können. Dies
geschieht durch die sogenannten Belastungskriterien, die in objektive
und subjektive Kriterien eingeteilt werden. Die Kerntrainingsform im
gesundheitsorientierten Core-Programm stellt das aerobe Training
dar. Hierunter versteht man ein Training, bei dem der über die Atmung aufgenommene Sauerstoff zur Verbrennung der Kohlenhydrate
und Fette ausreicht, also keine Sauerstoffschuld eingegangen wird.

Objektive Belastungskriterien zur Trainingssteuerung
Objektive Kriterien sind von außen messbar, wie z. B.:
• die Atmung in Kombination mit der Schrittfrequenz
• das Stoffwechselprodukt Laktat (Milchsäure)
• die Herzfrequenz

Die Atmung in Kombination mit der Schrittfrequenz: Eine Möglich-
keit, um im aeroben Bereich zu trainieren, ist die Nutzung der 4er-
Atem-Schritt-Regel. Wenn Sie diese Methode umsetzen, werden Sie
zuverlässig in einem Belastungsbereich trainieren, der ein Training im
Fettstoffwechselbereich ermöglicht.
Das Ganze funktioniert so: Gehen oder laufen Sie nur so schnell, dass
Sie jeweils ohne Probleme auf vier Schritte ausatmen und auf vier
Schritte einatmen können. Hierbei erreichen Sie eine Trainingsinten-
sität, die in einem rein aeroben Bereich liegt. Diese Trainingsbereiche
sind die alles entscheidenden zum Aufbau und zur Stabilisation Ihrer
Grundlagenausdauer.

Nutzung der Laktatdiagnostik zur Steuerung des Trainings: Die Laktatdiagnostik wird neben dem Hochleistungssport zusehends auch von gesundheitsbewussten Ausdauersportlern genutzt. Sie liefert sehr exakte Werte zur Optimierung der Trainingssteuerung und zur Prognose der möglichen Zielzeit für einen Wettlauf. Außerdem stellt sie eine sehr gute Möglichkeit dar, um die Trainingsfortschritte oder -stagnation zu analysieren und um die Trainingsarbeit entsprechend anzupassen. Eine Laktatdiagnostik könnte für Sie interessant werden, wenn Sie im Gold- oder Platin-Niveau sind und bei einem ambitionierten Ausdauertraining auf eine exakte Trainingssteuerung Wert legen. Für diesen Fall wenden Sie sich an eines der zahlreichen trainingswissenschaftlichen Institute, an einen Diplomsportlehrer oder an gesundheitsorientierte Fitness- und Gesundheitssportstudios.

Core-Regel 7: Langsam(er) schnell(er) werden!

Nutzung der Herzfrequenz zur Steuerung des Trainings: Die richtig gemessene und interpretierte Herzfrequenz ist ein hervorragender Indikator zur Steuerung des Ausdauertrainings. Es lohnt sich zwischen Ruhe- und Trainingsherzfrequenz sorgfältig zu unterscheiden. Eine derartige Unterscheidung ermöglicht Ihnen eine genaue Trainingskontrolle, insbesondere auch eine Beurteilung Ihrer Fortschritte. Sie sollten jedoch wissen, dass die aktuelle Herzfrequenz von vielen inneren und äußeren Faktoren beeinflusst wird. Deshalb ist es für Ihre Trainingskontrolle wichtig, dass Sie Ihre Herzfrequenz möglichst immer in vergleichbaren Situationen sehr genau messen.
Ruheherzfrequenz: Sie wird in bestmöglicher physischer und psychischer Verfassung morgens nach dem Wachwerden im Bett ermittelt.

> **Wichtig**
>
> Wenn Sie Medikamente einnehmen, wie z.B. Betablocker, die Einfluss auf
> die Herzfrequenz haben, dann muss diese Wirkung berücksichtigt werden.
> Klären Sie notwendige Schritte unbedingt mit Ihrem Arzt und entspre-
> chend ausgebildeten Diplomsportlehrern.

Trainingsherzfrequenz: Sie wird immer unmittelbar nach den Trai-
ningsphasen gemessen.

Berechnung der Trainingsherzfrequenz zum Geh- und Lauftraining
Die auf S. 36 aufgeführte Lagerstrøm-Formel dient der Berechnung
der individuellen Trainingsherzfrequenzen für das Geh- und Lauftraining (Walking, Jogging, Running, Wandern, Skiwandern, Skilanglauf,
Ellipsentrainer). Mittels der Borg-Skala (siehe S. 39), der Atemfre-
quenz oder Laktatwerte kann dann die Trainingsherzfrequenz entsprechend angepasst werden.

*Messung des Pulses an
der Handschlagader*

Um mit der Formel Ihre Trainingsherzfrequenz ausrechnen zu können,
benötigen Sie Ihre Ruheherzfrequenz.
Diese sollte an drei Tagen kurz nach dem
Aufwachen im Bett liegend gemessen
werden. Von den drei ermittelten Werten
wird der Durchschnitt gebildet.
Bei der Herzfrequenzmessung per Hand
wird der »Puls« mit Zeige- und Mittelfin-
ger daumenseitig auf der Innenseite des
Handgelenks gemessen. Die Herzschläge
werden über 15 Sekunden gezählt und
dieser Wert mit 4 multipliziert. So wird
die Herzfrequenz pro Minute errechnet.

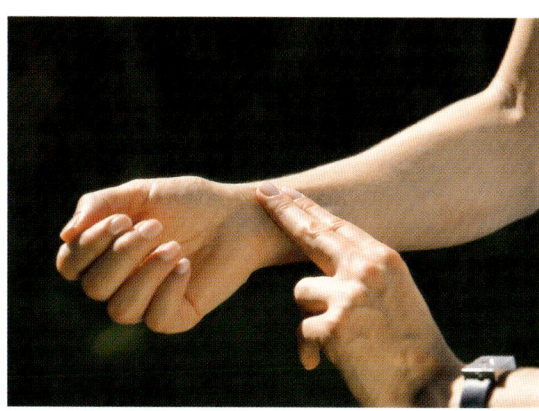

36_Effektiv und lustvoll trainieren

Wenn Sie regelmäßig wohldosiert trainieren, wird sich Ihre Ruheherzfrequenz nach einigen Wochen senken. Dies ist ein objektives Zeichen für Ihren Trainingserfolg. Ihr Herz-, Kreislauf- und Stoffwechselsystem arbeiten inzwischen ökonomischer. Es ist ein gutes Gefühl, die geänderten Werte für eine neue Berechnung der Trainingsherzfrequenzen zu nutzen. Wir empfehlen Ihnen, die Ruhefrequenz jeweils zum Trainingsstart Bronze, Silber, Gold und Platin zu messen.

! Meine Ruhefrequenz morgens im Bett					
	1. Tag	2. Tag	3. Tag	Mittel-wert	meine durchschnittliche Ruheherzfrequenz pro Minute
Beispiel 1	76	81	77	78	78
Beispiel 2	56	58	57	57	57
Trainingsstart »Bronze«					
Trainingsstart »Silber«					
Trainingsstart »Gold«					
Trainingsstart »Platin«					

Die Lagerstrøm-Formel
Diese Formel ermöglicht die ständige Anpassung der veränderlichen Parameter, wie z.B. Ruheherzfrequenz, Alter und Trainingszustand.

$$TrHf = RHf + (220 - \tfrac{2}{3} \, LA - RHf) \times Bf$$

Erläuterung

TrHf = Trainingsherzfrequenz: definiert die jeweiligen Trainingsherzfrequenzen

Rhf = Ruheherzfrequenz: definiert als die Herzfrequenz, die morgens
vor dem Aufstehen im Bett gemessen wird

$2/3$ LA = $2/3$ des Lebensalters

Bf = Belastungsfaktor (Faktor für den Trainingszustand und für Ihr
Trainingsniveau):

- Trainingszustand Bronze = 0,50 – 0,55
- Trainingszustand Silber = 0,60 – 0,65
- Trainingszustand Gold bis Platin = 0,70 – 0,75

Fallbeispiel zur Ermittlung der individuellen Trainingsherzfrequenz

Egon Einsteiger, 43 Jahre, RHf 82/min, Anfänger, nach ärztlicher Ge-
sundheitsuntersuchung Zustimmung zum Training; beruflich überwiegend sitzende Tätigkeit, hier und da tanzen gehen; Trainingsniveau:
Bronze; Ruheherzfrequenz: 82/min; $2/3$ des Lebensalters: 28

TrHf = RHf + (220 – $2/3$ LA – RHf) x Bf
Dauermethode = 82 + (220 – 28 – 82) x 0,50
TrHf = 82 + (110 x 0,50)
TrHf = 82 + 55
TrHf = 137/min

Das Training der Dauermethode würde Egon Einsteiger mit der Trai-
ningsherzfrequenz 137/min durchführen. Die vorstehend errechnete
Trainingsherzfrequenz muss als Obergrenze angesehen werden.
Egon Einsteiger trainiert sehr regelmäßig im Schwierigkeitsgrad
Bronze, d.h. wöchentlich zwei- bis dreimal. Nach zwölf Wochen
wechselt er ins Silber-Niveau. Nach einigem gefühlsmäßigen Hin und

Her werden erste Trainingsfortschritte für ihn spürbar. Er fühlt sich belastbarer, über den Tag fitter und staunt, dass er schon locker 20 Minuten und mehr am Stück laufen kann. Jetzt ist er neugierig, ob sich seine Ruheherzfrequenz nach unten entwickelt hat. Er misst diese an drei Tagen morgens im Bett. Seine Ruheherzfrequenz hat sich tatsächlich um sieben Schläge verringert. Mit dem neuen Wert von 75/min macht er sich die Mühe, seine Trainingsherzfrequenz zu überprüfen und rechnet neu. Trainingsniveau: Silber; Ruheherzfrequenz: 75/min; $\frac{2}{3}$ des Lebensalters: 28

TrHf = RHf + (220 – $\frac{2}{3}$ LA – RHf) x Bf
Dauermethode = 75 + (220 – 28 – 75) x 0,60
TrHf = 75 + (117 x 0,60)
TrHf = 75 + 70
TrHf = 145/min

Egon sieht, dass sich die Trainingsherzfrequenz etwas nach oben verändert hat. Er wird dies sofort in der Trainingspraxis berücksichtigen. Wir empfehlen Ihnen, so zu verfahren wie Egon Einsteiger.

Die Berechnung der Trainingsherzfrequenz für das Radfahrtraining
Da beim Radfahren das Körpergewicht wesentlich durch den Sattel getragen wird und überwiegend die Oberschenkelmuskulatur arbeitet, ist die Trainingsherzfrequenz niedriger als beim Geh- und Lauftraining. Die Formel für das Radfahren lautet daher:

TrHf = RHf + (220 – LA – RHf) x Bf

Subjektive Belastungskriterien zur Trainingssteuerung
Eine ausgeprägte Körperwahrnehmung ist eine wichtige Voraussetzung für ein erfolgreiches Fitness- und Gesundheitstraining. Aus der Sicht des Ausdauertrainings sprechen wir auch von einem individuellen Beanspruchungsempfinden und Tempogefühl. Eine Hilfe bietet dabei die bewährte Borg-Skala. Es ist sinnvoll, die objektiv gemessenen Trainingsherzfrequenzen mit der Bewertung des subjektiven Beanspruchungsgefühls abzugleichen. Mit der Borg-Skala kann die subjektive Beanspruchung von 6 bis 20 bzw. von »sehr, sehr leicht« bis »sehr, sehr anstrengend« bewertet werden.

Dieses Vorgehen ist in Anbetracht der möglichen täglichen Formschwankungen der Garant für eine abgestimmte Trainingsbelastung. Sie lernen, auf Ihren Körper zu hören. Ihr Tempogefühl und Ihr Beanspruchungsempfinden entwickeln sich als »Eichsystem«.

Um im aeroben Bereich zu trainieren, sollten Sie sich im Borg-Skala-Bereich zwischen 12 und 13 (leicht plus bis leicht anstrengend) bewegen! Bei dieser Trainingsintensität können Sie sich übrigens auch immer locker und dauerhaft unterhalten, ganz nach dem Slogan »Laufen ohne zu schnaufen!« Für die Trainingsmethode »extensives Fahrtspiel« (S. 40 f.) sollten Sie sich im Borg-Skala-Bereich 15 bis 16 befinden (siehe Gold- und Platin-Training, S. 146 ff. und 148 ff.).

Die Borg-Skala	
Anstrengungsgrad	**Wert**
sehr, sehr leicht	6
	7
	8
sehr leicht	9
	10
leicht	11
leicht anstrengend	12
	13
anstrengend	14
	15
sehr anstrengend	16
	17
sehr, sehr anstrengend	18
	19
	20

Core-Regel 8: Körperliche Aktivität erleben, spüren und einordnen!

Trainingsmethoden im Ausdauertraining

Aus einer Vielzahl von Trainingsmethoden für das Ausdauertraining stellen wir Ihnen zwei sinnvolle und effektive Methoden vor:

• das Grundlagenausdauertraining
• das extensive Fahrtspiel

Grundlagenausdauertraining

Die allgemeine Grundlagenausdauer stellt das Fundament für eine stabile Gesundheit und die Entwicklung spezieller konditioneller Fähigkeiten für alle Sportarten dar. Sie wird durch die sogenannte Dauermethode trainiert. Deren charakteristisches Merkmal ist eine kontinuierliche Belastung ohne Pausen. Der Energiestoffwechsel ist aerob und kann daher überwiegend aus dem Fettstoffwechsel gespeist werden. Damit wird die Leistungsfähigkeit der sauerstoffaufnehmenden, -transportierenden und -verwertenden Systeme entsprechend verbessert.

Auf diesem Weg können Sie sich Schritt für Schritt in die Lage versetzten, das Grundlagenausdauertraining mindestens 20 bis 30 Minuten lang durchzuführen. In den Schwierigkeitsgraden Gold und Platin sollten Sie die Trainingsumfänge auf 40 bis 50 Minuten erhöhen.

Extensives Fahrtspiel

Das extensive Fahrtspiel kann in der Gold- und Platin-Phase Ihr Trainingsmenü bereichern. Es stellt eine Würze dar, mit der Sie, wie in der feinen Küche auch, sehr dosiert umgehen sollten. Das Hauptgericht, das Grundlagenausdauertraining, sollte jedoch immer mindestens 80 Prozent Ihres gesamten Ausdauertrainings ausmachen. Die verbleibenden 20 Prozent können Sie dann mit dem extensiven Fahrtspiel bestreiten. Das bedeutet, nur jede fünfte Trainingseinheit sollte aus dieser Methode bestehen.

Das extensive Fahrtspiel zeichnet sich durch einen Wechsel der Trainingsintensitäten, also des Tempos innerhalb einer Trainingseinheit aus. Die Trainingsintensität sollte beim extensivem Fahrtspiel ca. 10 bis 20 Herzschläge über dem Grundlagenausdauerbereich liegen. So spielen Sie beim extensiven Fahrtspiel mit Ihrer »Fahrt«, sprich: mit Ihrem Tempo bzw. Ihrer Trainingsintensität. Spätestens jetzt bewährt sich das »Laufen aus dem Bauch«, um die beabsichtigten oder frei gewählten Intensitäts- und Umfangsveränderungen auch subjektiv steuern zu können. Natürlich können Sie Ihren Herzfrequenzmesser zur Kontrolle einsetzen um Ihre Fähigkeit zu testen, ein derartiges Training nach Gefühl gestalten zu können.

Berglauf beim extensiven Fahrtspiel

Um die Trainingsreize erfolgreich wirken zu lassen, nutzen Sie das Prinzip der »unvollständigen Erholung«. Hierbei gehen oder laufen Sie in den Pausenintervallen so langsam, dass sich Ihre Atmung stark beruhigen kann und sich Ihre Herzfrequenz auf unter 120 Schläge pro Minute zurückentwickelt.

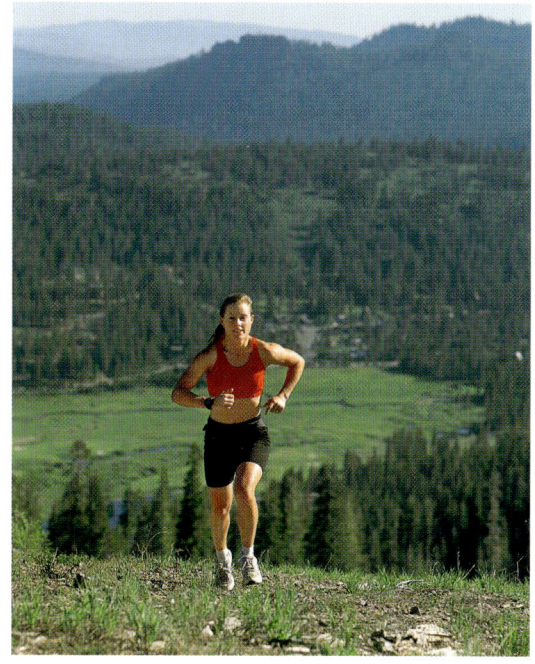

Aus rein gesundheitlichen Gründen können Sie auf die Trainingsform des Fahrtspiels gut verzichten. Sie dient aber insbesondere einer abwechslungsreichen und motivierenden Trainingsgestaltung. Außerdem trägt sie dazu bei, die Reaktions- und Anpassungsmuster Ihres Stoffwechsels zu optimieren. Diese Variante des Ausdauertrainings verbessert zudem besonders die Kapazität Ihres Kohlenhydratstoffwechsels.

Beweglichkeitstraining

Sehen wir es doch einmal ganz praktisch: Schuhe mühelos anziehen und mit einer eleganten Schleife zubinden, den Rücken genüsslich frottieren und auch im Alter beweglich mit den Enkeln spielen zu können sind doch Qualitäten, für die es sich lohnt zu trainieren.

Die einen dehnen, die anderen stretchen, wieder andere mobilisieren und alle Gruppen bewegen sich für das gleiche Ziel: die Erhaltung und Verbesserung der Beweglichkeit der Gelenke. Jemand, der sich eher als »Steifling« outet, sollte am besten täglich seine Beweglichkeit trainieren, während sehr bewegliche Personen konzentrierter an der Stabilität der Gelenkssysteme arbeiten können.

Grundsätzlich stellt jede Bewegung einen Reiz für die Beweglichkeit eines Gelenkes dar. Je umfassender ein Gelenk in den biomechanisch vorgesehenen Möglichkeiten »durchbewegt« wird, desto effektiver ist der Einfluss auf den Erhalt und die Verbesserung der Mobilität. Wesentlichen Einfluss auf die Gelenkbeweglichkeit hat die am Gelenk wirkende Muskulatur. Im klassischen Verständnis gibt es hier Spieler (Agonisten) und Gegenspieler (Antagonisten), die in einem fein abgestimmten Spiel von Spannung und Entspannung Gelenke stabilisieren und mobilisieren. Klappt das Zusammenspiel, spricht man oft von einer Gelenkbalance. Zu wenig, zu viel und dauerhaft einseitige Bewegung stören dieses Zusammenspiel. Je nach biologischer Bestimmung werden dann beteiligte Muskeln schlaff oder verspannt und verkürzt. Ihre Zuggurtung, mit der sie die Gelenke in ihren Bewegungsbahnen stabilisieren, versagt. Fachleute sprechen von einem muskulärem Ungleichgewicht oder muskulärer Dysbalance. Die Gelenke verlieren nicht nur an Beweglichkeit, sondern die verbleibenden Bewegungen werden »unrund« und eher gelenkbelastend und verschleißfördernd. Auch die Verletzungsanfälligkeit steigt. Ein allgemeines und gezieltes Beweglichkeitstraining macht dann Sinn.

Dehnen für das Zusammenspiel der Kräfte

Stellt sich bei Ihrem Fitness-TÜV (siehe S. 56 ff.) heraus, dass Sie unter der Norm beweglich sind, empfiehlt sich ein konzentriertes Training der Beweglichkeit über Mobilisation und Dehnen. Für »Dehnen« können Sie auch den Begriff »Stretching« verwenden. Aufgrund der menschlichen Entwicklungsgeschichte und der Funktion der Muskulatur für Haltung und Bewegung neigen bestimmte Muskeln zur Erschlaffung oder Verkürzung. Die zur Verkürzung neigenden Muskeln sind in der unten stehenden Abbildung dargestellt.

Zur Verkürzung neigende Muskeln der Vorder- und Rückseite

In diesem Zusammenhang sollte das Beweglichkeitstraining in Verbindung mit dem Krafttraining als eine Einheit gesehen werden. Schwache Muskeln werden dabei gekräftigt und die Beweglichkeit verkürzter Muskeln deutlich verbessert. Gemeinsames Ziel ist die muskuläre Balance zur Sicherung der Haltung und der Bewegung. Da ein starker Rücken

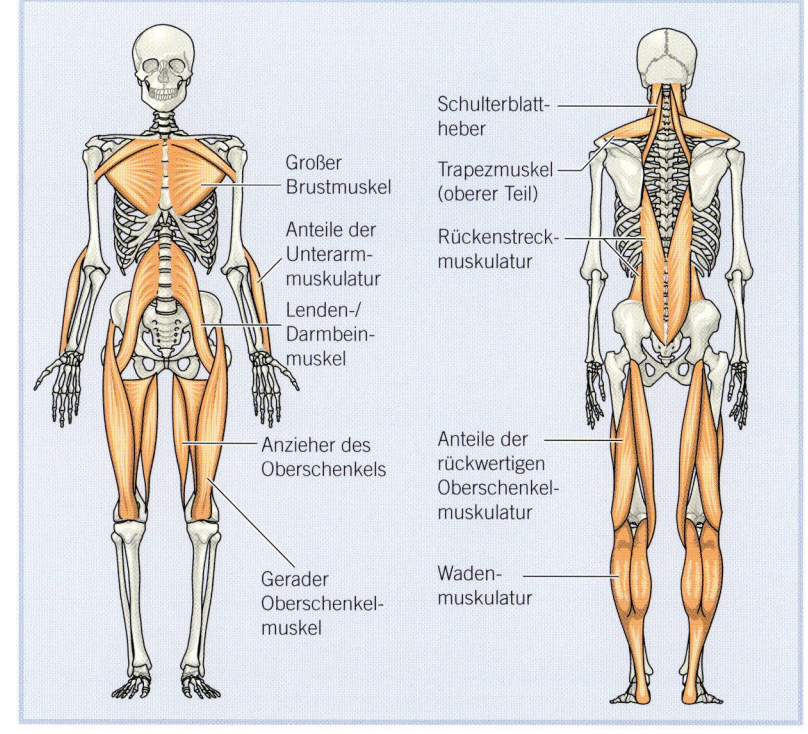

Großer
Brustmuskel

Anteile der
Unterarm-
muskulatur

Lenden-/
Darmbein-
muskel

Anzieher des
Oberschenkels

Gerader
Oberschenkel-
muskel

Schulterblatt-
heber

Trapezmuskel
(oberer Teil)

Rückenstreck-
muskulatur

Anteile der
rückwertigen
Oberschenkel-
muskulatur

Waden-
muskulatur

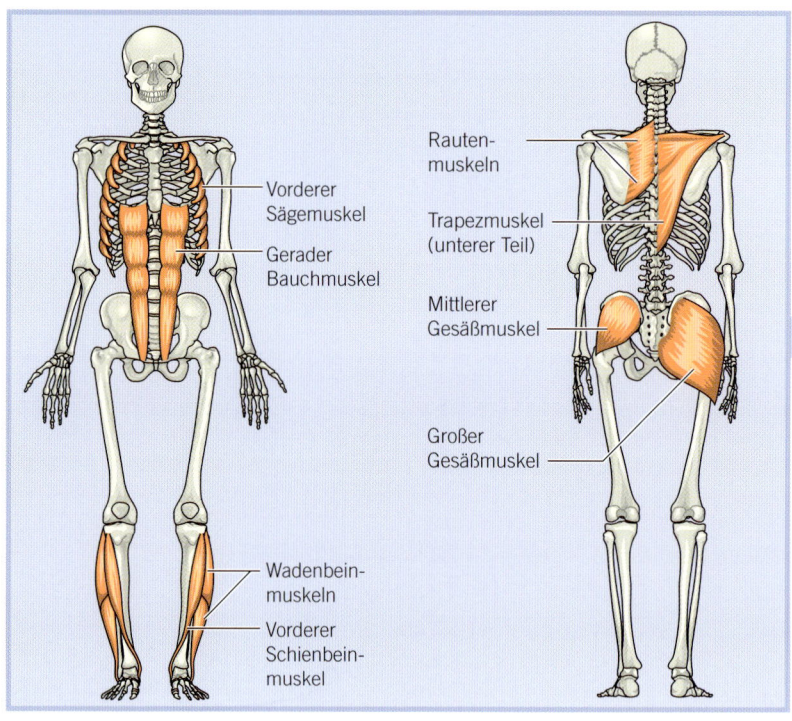

Rauten-
muskeln

Vorderer
Sägemuskel

Trapezmuskel
(unterer Teil)

Gerader
Bauchmuskel

Mittlerer
Gesäßmuskel

Großer
Gesäßmuskel

Wadenbein-
muskeln

Vorderer
Schienbein-
muskel

*Weitere zur Verkürzung
neigende Muskeln der
Vorder- und Rückseite*

auf starken Füßen und Beinen läuft und sich auf einem stabilen Becken aufrichtet, gehören alle Muskeln von Fuß bis Kopf in ein entsprechendes Trainingsprogramm.

Dehnmethoden

Über die Inhalte eines biopositiven Beweglichkeitstrainings lässt sich in der Praxis und in der Wissenschaft trefflich streiten. Einigkeit gibt es in der Aussage, dass alle bekannten Dehnverfahren auf die Erhaltung und Verbesserung der Beweglichkeit der Gelenke Einfluss haben. Die derzeitigen Erkenntnisse lassen den von M. Hoster 1994 formulierten Schluss zu, dass »nicht die Methode, in diesem Fall die Dehnart, richtig oder falsch sein kann, sondern die Art und Weise, wie man mit diesem Instrument umgeht«. Es werden grundsätzlich zwei verschiedene Dehnmethoden unterschieden:

• passiv-statische Dehnformen
• aktiv-dynamische Dehnformen

Eines haben beide Methoden gemeinsam: Dehnungen dürfen keine Schmerzen bereiten!

Passiv-statische Dehnformen

Wir nutzen im Trainingsniveau Bronze für Bewegungsneueinsteiger zunächst statische Dehnformen, damit sie die Dosierung der Dehnung sinnvoll wahrnehmen können. Statische Dehnformen zeichnen sich durch konstant gehaltene Dehnungen in der gewählten Position aus.

Dieses konstante Auseinanderziehen der Muskulatur sollte bis zu acht Sekunden lang gehalten werden und kann bis zu dreimal wiederholt werden. Zwischen den Wiederholungen muss die Muskulatur gelockert werden.

Primäres Ziel ist die Wahrnehmung des Dehnungsreizes. Lenken Sie also Ihre ganze Aufmerksamkeit ausschließlich in die auseinander gezogene Muskulatur, achten Sie auf die genaue Bewegungsausführung und spüren Sie sehr gezielt den Dehnreiz. Bereits noch so kleine gefühlte Veränderungen in Richtung einer Verlängerung der Muskulatur sind vollkommen ausreichend. Wenn Sie gar nichts spüren, dann prüfen Sie genau Ihre Ausgangsstellung sowie Ihre Bewegungsführung und konzentrieren sich auf das Innenleben der zu dehnenden Muskulatur. Spüren Sie jetzt noch immer nichts, liegt es wahrscheinlich daran, dass der betroffene Muskel sehr elastisch und das Gelenk sehr beweglich sind. Entsprechend gering ist der Dehnreiz und eventuell nicht wirklich zu spüren. In diesem Fall sollten Sie von einer Dehnung der betroffenen Muskulatur Abstand nehmen und dafür eine kräftigende (= stabilisierende) Übung wählen.

Aktiv-dynamische Dehnformen

Ab dem Trainingszustand Silber wechseln Sie zu den dynamischen Dehnformen. Sie werden im Grenzbereich der Beweglichkeit sanft, mit rhythmischen Nachziehungen durchgeführt. Diese weichen Federungen sollen bis zu 15-mal erfolgen und für jede Muskelgruppe mit bis zu drei Sätzen durchgeführt werden. Zwischen den Sätzen muss die Muskulatur gelockert werden.

Begleiten Sie grundsätzlich alle Übungen in jeder Phase mit einer gezielten Aufmerksamkeit, um die erzeugten Veränderungen in der beanspruchten Muskulatur zu spüren. So können Sie die nachfolgenden Übungen beherrschen.

Unsere Übungsvorschläge konzentrieren sich auf die bei vielen Menschen verkürzten Muskeln.

Komplexe Dehnübung »Wadenaufzug«

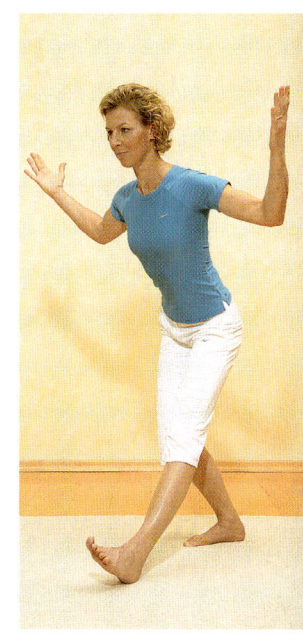

Koordinationstraining

Jede körperliche Aktivität in die Aufrichtung sowie die Sicherung der aufrechten Haltung und die Fortbewegung in alle denkbaren Richtungen wird vom Zusammenspiel der Sinne, Nerven und Muskeln gesteuert. Diese Teamarbeit können Sie durch bewusste Haltungs- und Bewegungsabläufe trainieren.

Das für die Bewegung und die Haltung zuständige Informationssystem besteht aus einer Vielzahl von Mess-, Melde- und Empfangsstationen, die in Bruchteilen von Sekunden Daten zu Änderungen der Haltung und zur Bewegung austauschen und so Haltung und Bewegung steuern. In diesem Zusammenhang spricht man von »Sinnen«, die folgende Aufgaben erfüllen:

• Der Positionssinn vermittelt uns das Wissen, auf den Füßen oder dem Kopf zu stehen, zu sitzen oder zu liegen.
• Der Stellungssinn gibt uns die Orientierung über die Stellung der Gelenke zueinander (Winkelstellung).
• Der Bewegungssinn informiert uns über die Richtung und Geschwindigkeit der Bewegung.
• Der Kraftsinn hilft uns bei der Dosierung der einzusetzenden Muskelkraft für die Haltung und die Bewegung.
• Der Gleichgewichtssinn oder statiko-dynamische Analysator sitzt im Innenohr und ist besonders wichtig für die Vermeidung von Stürzen und die Erhaltung des Gleichgewichts.

Das regelmäßige Training dieser Sinne wirkt sich sehr positiv auf die Motorik und die Haltungs- und Bewegungssicherheit aus.
In den Schwierigkeitsgraden Silber, Gold und Platin finden Sie viele Anregungen, die vorgeschlagenen Übungen auch einmal bei geschlossen Augen oder auf einer labilen Unterlage durchzuführen, um Ihre Sinne zu trainieren.

Von Fuß bis Kopf – Koordination statt Rückenchaos

In den Sohlen, Muskeln, Sehnen und Gelenken unserer Füße liegen entscheidende Informationssysteme, die Einfluss auf unsere Aufrichtung nehmen. Deshalb raten wir Ihnen, das koordinative Training barfuß durchzuführen.

Der in unserem Programm vorgestellte »Bärenstand« (S. 90 ff.) stellt schon eine Herausforderung dar. Je sicherer Sie den Bärenstand beherrschen, desto einfacher werden die Übungen, die wir zur Verbesserung der Beweglichkeit, der Koordination und der Kraft vorschlagen. Dazu gehören »Squats« (Kniebeugen) sowie Streck- und Drehbewegungen, die zunehmend komplexer werden.

Wir stellen Ihnen Möglichkeiten vor, die Kraft der Rumpfmuskulatur zu koordinieren. Diese – eingebunden in die Aufrichtung von Fuß bis Kopf – ermöglicht eine gute Körperstatik und Stabilität. Bringen Sie Ihr Muskelspiel in Balance und Ihre Gelenke in eine gesunde Stellung Hierbei bildet das Becken ein stabiles und statisch günstiges Fundament für die Aufrichtung des Rückens. Schultern und Kopf sind ausbalanciert und unsere Augen haben alles im Blick.

All diese Voraussetzungen sind in unserem Kleinhirn als Programme abrufbar. Je länger diese verkümmert sind, desto regelmäßiger und umfangreicher sollten sie trainiert werden. Es lohnt sich!

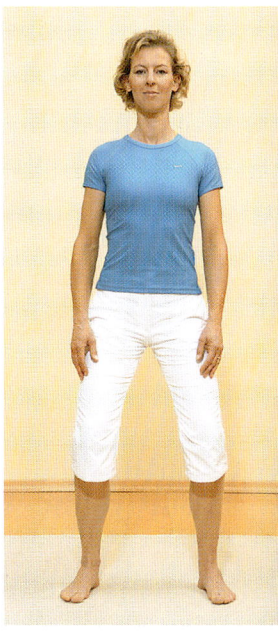

Der »Bärenstand«: perfekte muskuläre Stabilisation der Wirbelsäule

Core-Regel 9: Der Bärenstand ist die Kernposition für Haltung und Bewegung!

Wachsam mit geschlossen Augen

Setzen Sie die Möglichkeiten des koordinativen Trainings am Beispiel des »Bärenstands« fort. Sie stehen mit den Füßen auf festem Boden und fühlen sich sicher. Danach ist es einen Versuch wert, sich auf eine Schaumstoffplatte oder die eventuell mehrfach zusammengelegte Gymnastikmatte zu stellen. Alle Haltungs- und Bewegungsaufgaben können Sie auch mit geschlossenen Augen trainieren. Zur »Hohen Schule« gehört dann die Fähigkeit, mit geschlossen Augen auf instabilen Unterflächen zu trainieren. Der absolute Gipfel ist erreicht, wenn Sie alle Varianten, die Ihnen zunächst die Stabilität und das Gleichgewicht erschweren, gekonnt kombinieren.

 Bitte beachten

Grundsätzlich sollten Sie bei allen Versuchen folgende Prinzipien berücksichtigen:

- **Das koordinative Training sollten Sie nur in ausgeruhtem bzw. erholtem Zustand durchführen.**

- **Eine schwierigere Übung darf erst dann in Angriff genommen werden, wenn die bisherigen Übungen absolut sicher beherrscht werden. Die Trainingsprinzipien hierzu heißen: »vom Bekannten zum Unbekannten«, »vom Leichten zum Schwierigeren« und »vom Einfachen zum Komplexen«.**

- **Bei den Übungen dürfen keine Schmerzen entstehen.**

Der Gleichgewichts- und Koordinationstest in Ihrem Fitness-TÜV (S. 62 ff.) ermöglicht Ihnen eine Einschätzung Ihres koordinativen Leistungsniveaus, die Haltung und das Gleichgewicht betreffend. Je »liebevoller« und regelmäßiger Sie ein derartiges Training durchführen, desto erfolgreicher werden die schlummernden Programme im Kleinhirn aktiviert. Das Schöne ist: Die Trainingsanpassungen des Körpers auf ein koordinatives Training geschehen sehr schnell. Sie werden dies bei einer erneuten Testung garantiert feststellen.

Krafttraining

Stellen Sie sich vor, einem Menschen werden im Stehen seine Muskeln entfernt. Übrig bliebe ein zu einem Knochenhaufen zusammengefallener Rest. Von außen zieht uns die Schwerkraft unablässig zur Erde. Nur das Zusammenspiel der Muskulatur von Fuß bis Kopf verhindert den freien Fall und lässt uns stabil und aufrecht stehen. In einem Wechsel von Anspannung und Entspannung biegen, ziehen und drücken die Muskeln über die Sehnen an den Knochen, Bändern und Knorpeln. Diese Zug-, Biege- und Druckkräfte stellen wichtige Entwicklungs- und Erhaltungsreize für unseren Knochenstoffwechsel dar. Rücken und Gelenke, die von einer derartig trainierten Muskulatur bewegt werden, sind gleichermaßen muskulär gut gesichert oder wie es fachlich häufig heißt, »stabilisiert«. Insgesamt werden Rücken und Gelenke durch eine gut arbeitende Muskulatur bei Belastung entlastet. Dadurch wird eine verschleißarme Funktion im Alltag und beim Sport gewährleistet.

Die Muskelzelle als kleinste Baueinheit der Muskulatur erfüllt ihre bedeutende Arbeit als »Stoffwechselküche«, als »Kraftwerk« des Körpers. Ein derartiges Muskelkraftwerk in Aktion reguliert u. a. die Aufnahme und den Verbrauch von Zucker und Fetten, unseren Wärmehaushalt und als Muskulatur insgesamt unsere Körperform.

Nachdem Sie jetzt einiges zur Funktion und Bedeutung der Muskulatur gelesen haben, kommen Sie nicht mehr um ein Krafttraining herum – oder?

Was passiert, wenn ich meine Muskeln verkümmern lasse?

Ein in Gips gelegtes Bewegungssystem verliert täglich an Funktion. Die ruhiggestellte Muskulatur schwindet innerhalb von sieben Tagen deutlich sichtbar um bis zu 20 Prozent. Gelenke verlieren ihre Beweglichkeit, Sehnen und Bänder ihre Belastbarkeit. Eine Katastrophe!

Bereit zum Muskeltraining!

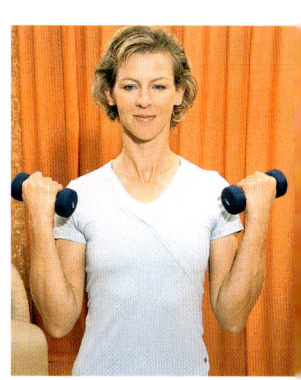

Am Beispiel des Gelenkknorpels wollen wir das Desaster verdeutlichen. Unter Bewegungsarmut oder Bewegungsruhe findet nur ein mangelhafter Abtransport der sich im Bereich der Knorpeloberfläche ablagernden Stoffwechselprodukte statt. Diese Ablagerungen führen zu einer Beeinträchtigung des funktionellen Roll-Gleit-Verhaltens im Gelenk. Außerdem nimmt der Wassergehalt und somit die Knorpeldicke ab. Der Knorpel verliert an Fähigkeit, Stöße zu absorbieren. Die fehlende oder abnehmende muskuläre Kontrolle des Gelenkes, die nachlassende Funktion des Kapsel-Band-Systems und das degenerierende Knorpelgewebe verursachen ein frühzeitiges Missverhältnis zwischen der Belastung und der Beanspruchungsfähigkeit des Knorpels. In diesen Fällen können auch zu hoch dosierte Trainingsaktivitäten zu einer mechanischen Überbeanspruchung und zum Gelenkverschleiß führen. Eine mögliche Reaktion ist dann die Freisetzung entzündlicher Enzyme, die gesunde Knorpelmasse abbauen. Viel beklagte Schmerz- und Verschleißerscheinungen, also eine Arthrose sind dann die Konsequenz.

Im Rahmen unseres Programmes steht das Training der Kraftausdauer in den Schwierigkeitsgraden Bronze und Silber im Vordergrund. Gold und Platin können zum Training der Maximalkraft genutzt werden.

»Die Arthrose braucht Bewegung!«
Die Ernährung des Knorpels ist von Gelenkbewegungen abhängig. Diese Bewegungen können als »den Knorpel durchwalkende Massagen« verstanden werden. Das »Einwalken« von Nährstoffflüssigkeit in den Knorpel durch die Bewegung begünstigt den Knorpelstoffwechsel und hilft, Knorpelmaterial aufzubauen.

Ziele des Krafttrainings sind:
• Verhinderung und Kompensation von Verschleißprozessen des passiven Bewegungssystems
• Ausgleich muskulärer Dysbalancen
• Wiedererlangen der Fähigkeit, den Alltag beschwerdefrei bewältigen zu können

- Wiedererlangen der vollen Belastungsfähigkeit in Alltag, Beruf und Sport
- Verbesserung der Kraftausdauer und Maximalkraft

Starke Glieder in der Muskelkette

Um die statischen und dynamischen Funktionen der Wirbelsäule zu verdeutlichen, möchten wir Sie mit dem »Zwei-Säulen-System« der Wirbelsäule vertraut machen.

Die durch die Wirbelkörper- und Bandscheibenreihe sowie das vordere und hintere Längsband gebildete vordere Säule (siehe Grafik) sichert statische Aufgaben und dient der Dämpfung der von oben und unten einwirkenden Stöße. Sie gewährleistet also die Stabilität und Tragfähigkeit des Achsenorgans Wirbelsäule.

Die auf der Rückseite der Wirbelsäule von den Wirbelbögen, Wirbelgelenken und dem hinteren Bandapparat gebildete Säule dient der Bewegungsführung in alle Richtungen.

Die Verbindung unseres Beckens mit dem Rumpf wird durch die drei verschiedenen Anteile der Bauchmuskulatur, den »viereckigen Lendenmuskel«, den Muskelkomplex der Rückenstreckmuskulatur und den großen Rückenmuskel gebildet. Diese geben dem Oberkörper bei gut koordiniertem Zusammenspiel eine dreidimensionale Stabilität bei Drehbewegungen des Rumpfes sowie bei Bewegungen nach vorn, hinten, rechts und links.

Ein besonderes Augenmerk gilt der in verschiedenen Schichten angelegten Rückenmuskulatur. Die so-

Das Zweisäulensystem der Wirbelsäule (Quelle: Baguv o. J.)

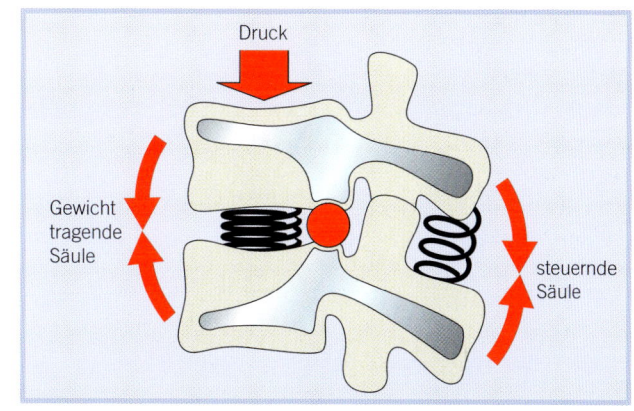

genannte »obere« und »tiefe« Schicht stellen zwei unabhängig voneinander arbeitende Muskelsysteme dar. Die obere Schicht hält den Rumpf gegen die Schwerkraft aufrecht, beugt ihn rückwärts und zur Seite. Das an der Wirbelsäule liegende und mit den Wirbelkörpern fein versponnene Muskelsystem steuert und stabilisiert feinmechanisch die Bewegungsmöglichkeiten der einzelnen Wirbelsäulenabschnitte.

Nach derzeitigen Erkenntnissen stellt das Training der bewegungssteuernden Muskulatur eine Notwendigkeit und in der Praxis eine besondere Herausforderung dar. Wissenschaftler und Praktiker sehen einen engen Zusammenhang zwischen Schmerzen des unteren Rückens und einer mangelhaften Funktion der oben beschriebenen Muskulatur.

Besonders der gerade und der quere Bauchmuskel sind maßgeblich verantwortlich für eine gute Wirbelsäulenstellung. Außerdem wirken sie als elastische Bauchbinde, die wiederum die Form der Taille bestimmt. Sie schützen die Eingeweide und übertragen die Last des Rumpfes auf das Becken und die Wirbelsäule. Sie sind im Zusammenspiel mit der Rückenmuskulatur und dem viereckigen Lendenmuskel entscheidend für den Druckausgleich im Bauchraum. Dieser wird von der sogenannten Bauchblasenfunktion geregelt. Sie soll u. a. das Gewicht des Rumpfes teilweise abstützen, um somit die Bandscheiben und die Rückenmuskulatur zu entlasten. Die Stabilität der Len-

Das Muskelkorsett der Wirbelsäule

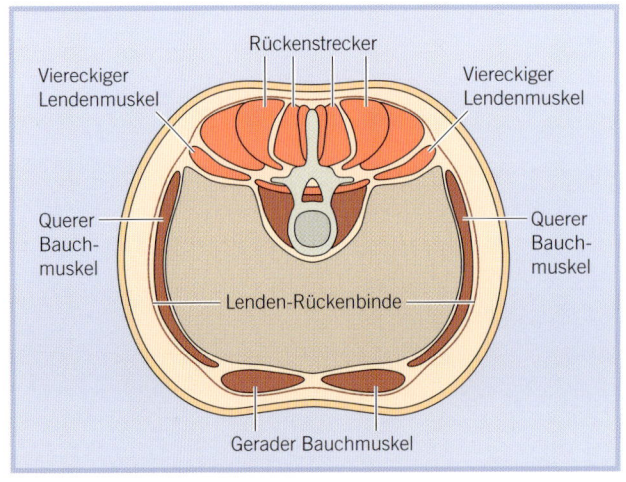

Rückenstrecker

Viereckiger Lendenmuskel

Viereckiger Lendenmuskel

Querer Bauchmuskel

Querer Bauchmuskel

Lenden-Rückenbinde

Gerader Bauchmuskel

denwirbelsäule hängt deshalb in großem Maß von der Funktionstüchtigkeit der Bauchmuskulatur ab. Der wirbelsäulenstabilisierende Effekt eines Muskeltrainings verlangt somit einen koordinierten Krafteinsatz der vorgestellten Muskulatur. Zusätzlich darf das Training des großen Gesäßmuskels, der auch an der Spannung der Lenden-Rücken-Binde beteiligt ist, nicht vergessen werden.

Die ab S. 102 dargestellten Übungen sind gezielt darauf abgestimmt, alle oben aufgeführten Muskeln zu trainieren. Je komplexer die Trainingsvorschläge werden, desto umfassender werden die Muskeln in ganzen Muskelketten trainiert. Die ausdauernde und kräftige Funktion dieser Muskelketten entscheidet wesentlich über unsere Haltung und ermöglicht schonende Bewegungen in Alltag, Beruf und Sport. Deshalb sind die Übungen besonders wichtig, die in die Aufrichtung führen, aus dem Stand und in Verbindung mit Kniebeugen (»Squats«) gemacht werden. Bis zum Schwierigkeitsgrad Platin werden diese Übungen sehr variantenreich kombiniert. Es gibt also viele gute Gründe, das Muskeltraining bis zum Platin-Niveau durchzuführen.

Core-Regel 10: Bleiben Sie nicht beim isolierten Training – verketten Sie im Training durch gezielte Übungen Ihre Muskulatur!

Die Dosis macht die Wirkung

Als Anfänger oder nach mehrmonatiger Trainingspause empfehlen wir Ihnen den Einstieg ins Krafttraining über das Bronze-Niveau. Wenn Sie schon trainiert sind oder aus körperlich aktiven Berufen kommen, dann wird Ihnen Ihr Fitness-TÜV (S. 56 ff.) helfen, den passenden Einstieg in unsere Schwierigkeitsgrade zu finden.

Vor dem Krafttraining können Sie auf ein Aufwärmen verzichten, wenn Sie das Core-Programm durchführen, da Sie vorher durch Ausdauer-, Beweglichkeits- und Koordinationstraining körperlich aktiv waren.

Als Basismethoden des Krafttrainings stehen Ihnen das Kraftausdauer- und ab dem Schwierigkeitsgrad Silber das Muskelaufbautraining zur Verfügung.

Schwierigkeitsgrad Bronze = Anpassungsphase (12 Wochen oder 24 bis 48 Trainingseinheiten)

Im Trainingsniveau Bronze trainieren Sie in erster Linie die Kraftausdauer. In dieser Anpassungsphase sollte die Häufigkeit des Kraftausdauertrainings mindestens zweimal, besser drei- bis viermal pro Woche betragen. Beim Training liegt Ihr Hauptaugenmerk zunächst auf einer korrekten Haltung und einer sauberen Bewegungsführung. Wählen Sie deshalb die Trainingsintensität der Übungen für alle Wiederholungen so aus, dass Sie sich unterfordert fühlen. Führen Sie die Bewegungen außerdem kontinuierlich aber langsam aus. Erst wenn Sie die Übungen »wie im Traum« beherrschen, sollten Sie die von uns empfohlenen 20 bis 25 Wiederholungen pro Satz realisieren. Wählen Sie die Trainingsintensität der Wiederholungen so, dass Sie auch nach der 25. Wiederholung noch das Gefühl haben, etwas mehr als das durchführen zu können. Aus trainingswissenschaftlicher Sicht reicht für Einsteiger zur Verbesserung der Kraftausdauer pro Muskelgruppe die Durchführung von einem Satz vollkommen aus.

Schwierigkeitsgrad Silber = Aufbauphase (12 Wochen oder 24 bis 48 Trainingseinheiten)

Inzwischen werden Ihre Kleidergrößen kleiner und Sie spüren eine ansteigende Form. Es wird Zeit, ins Silber- und dann weiter ins Gold-Niveau zu wechseln. In diesen Aufbauphasen werden die Übungen anspruchsvoller, die Trainingsintensitäten höher und die -umfänge größer. Wenn für das Kraftausdauertraining bisher ein Satz pro Übung ausreichte, empfehlen die Experten jetzt die Durchführung von zwei

Sätzen, um die Kraftausdauer zu verbessern. Allmählich können Sie jetzt auch ein sanftes Muskelaufbautraining durchführen. Wählen Sie hierzu die Trainingsintensität so hoch, dass Sie kaum mehr als 15 Wiederholungen schaffen.

Schwierigkeitsgrad Gold = Stabilisationsphase (12 Wochen oder 24 bis 48 Trainingseinheiten)

Im Gold-Niveau angekommen, profitieren Sie für Ihre gesamte Lebensgestaltung von einer sich stabilisierenden Gesundheit. Nach wie vor können Sie durch variantenreiches Training Anpassungen für Ausdauer, Koordination, Beweglichkeit und Kraft gewinnen. Auf alle Fälle sollten Sie das erreichte Niveau stabilisieren und erhalten. Dem sanften kann jetzt ein intensives Muskelaufbautraining folgen. Wählen Sie hierzu die Trainingsintensität so hoch, dass Sie kaum mehr als zwölf Wiederholungen schaffen.

Durchführung und Belastungsnormen eines Krafttrainings			
	»Bronze«	»Silber«	»Gold«
	Anpassungshase	Aufbauphase	Stabilisations-phase
Trainingsdauer Trainingshäufig-keit	12 Wochen/ 24–48 Trainings-einheiten 2- bis 4-mal pro Woche	12 Wochen/ 24–48 Trainings-einheiten 2- bis 4-mal pro Woche	12 Wochen/ 24–48 Trainings-einheiten 2- bis 4-mal pro Woche
Satzzahl	1 Satz	2 Sätze	2 Sätze
Wiederholungen	20–25	15–20	12–15
Pausen	90 Sekunden	mindestens 90 Sekunden	mindestens 90 Sekunden

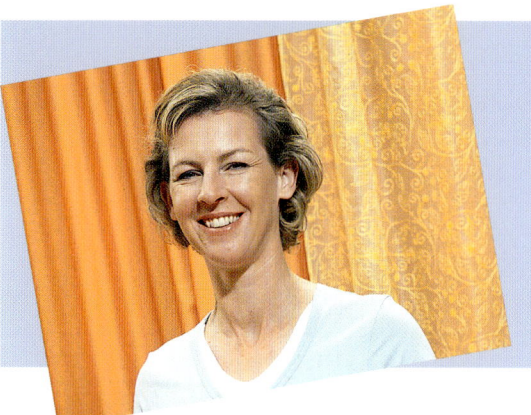

Standort-
bestimmung -
wie fit ist Ihr
Rücken?

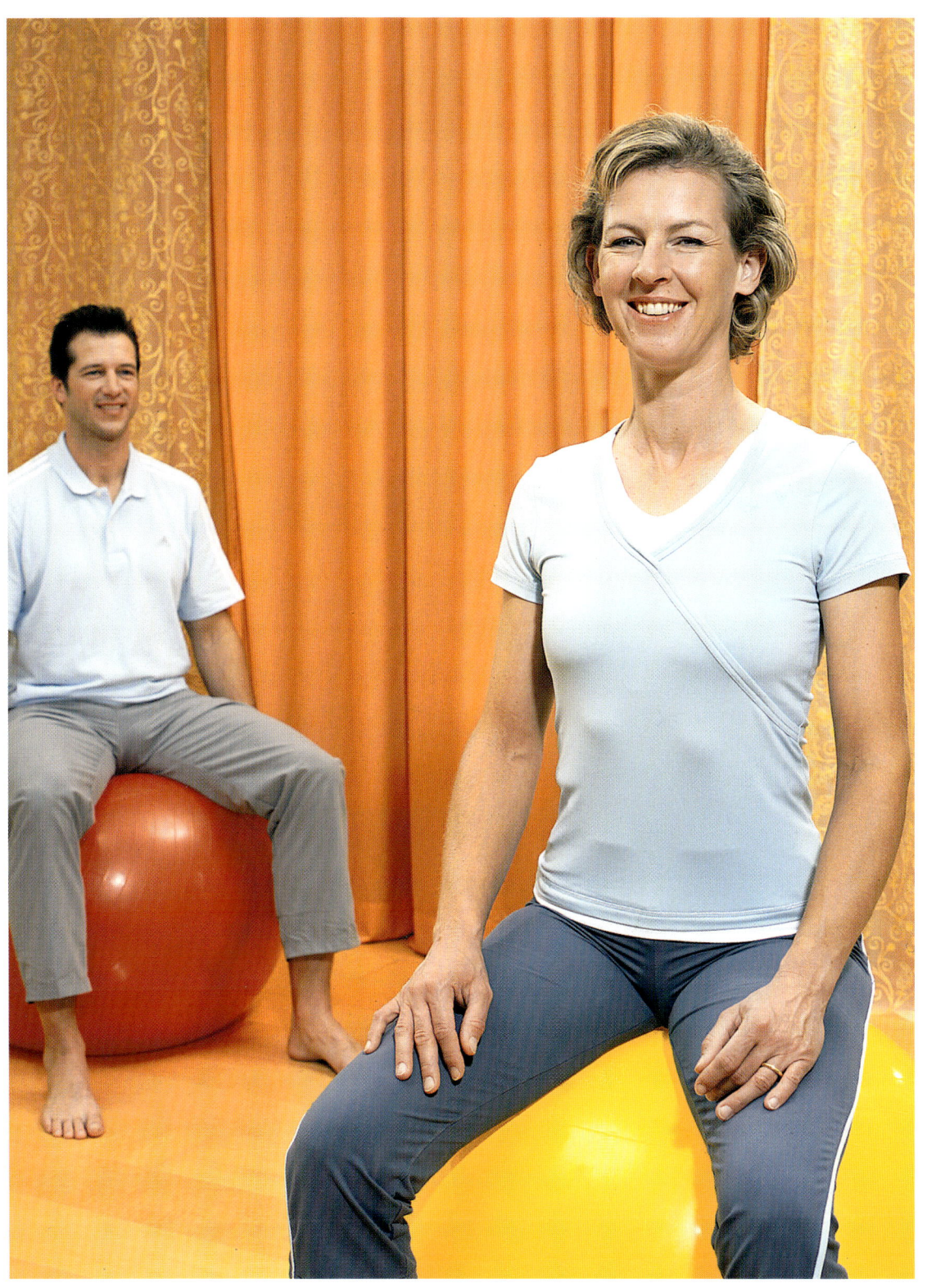

Der Core-Rücken-TÜV – der 30-Minuten-Schnelltest

Nehmen Sie sich die Zeit und werten Sie die Ergebnisse Ihrer Ausdauer, Beweglichkeit, Koordination und Kraft aus, damit Sie Ihr persönliches Training planen und realisieren können. Mit den Tests können Sie auch alle zwei, drei Monate den Trainingserfolg überprüfen.

> **Core-Regel 11: Nur wer weiß, wo er steht, kann das Training auch planen!**

Ausdauer auf dem Prüfstand

»Ein Schlauer, trimmt die Ausdauer!«, so lautete eine Kampagne des Deutschen Sportbunds. Der nachfolgende Test gibt Ihnen eine Übersicht, über Ihre derzeitige Ausdauerleistungsfähigkeit:

Bevor Sie den Test durchführen, erledigen Sie die folgenden Schritte:

- Erfassen Sie Ihre Ruheherzfrequenz (siehe S. 35).
- Ermitteln Sie Ihr Körpergewicht.
- Bestimmen Sie aus der nachfolgenden Tabelle Ihre Steigfrequenz.
- Legen Sie eine Stoppuhr oder eine Uhr mit Sekundenzeiger bereit.
- Tragen Sie Ihre Werte in die Tabelle »Meine Testvoraussetzungen« auf S. 59 ein.

Ermitteln Sie vor jedem Test die erforderlichen Testvoraussetzungen neu. Tragen Sie diese dann in die nachfolgenden Spalten ein.

Einteilung des Steigrhythmus nach Körpergewicht	
bis 60 kg	30-mal pro Minute
61 – 80 kg	25-mal pro Minute
81 – 100 kg	20-mal pro Minute

! Meine Testvoraussetzungen				
Niveau	Alter	Ruheherz-frequenz	Körpergewicht	Steigfrequenz pro Minute
»Bronze«				
»Silber«				
»Gold«				
»Platin«				

Testdurchführung »Step-Test«

Ausgangsposition: Stellen Sie sich mit geschlossenen Beinen vor eine Treppenstufe (Höhe ca. 32 bis 35 Zentimeter).

Durchführung: Steigen Sie die Stufe in dem von Ihnen ermittelten Steigrhythmus 3 Minuten auf und ab. Wechseln Sie nach 90 Sekunden das »aufsteigende« Bein. Messen Sie unmittelbar nach der Belastung 10 Sekunden lang Ihre Herzfrequenz (Puls) und multiplizieren Sie den Wert mit 6. Übertragen Sie diese Testherzfrequenz in die Tabelle »Meine Ausdauertestergebnisse«, S. 60. Tragen Sie dann die Differenz zwischen Ruhe- und Testherzfrequenz in die vorgesehene Spalte ein.

Sie stehen mit geschlossenen Beinen vor der Stufe, steigen mit dem rechten Bein auf die Stufe, stellen das linke Bein nach und steigen dann mit dem rechtem Bein herab.

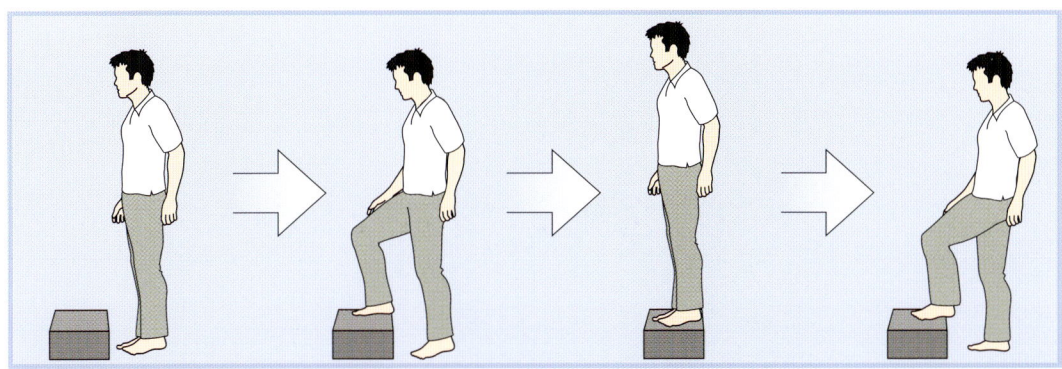

60_Wie fit ist Ihr Rücken?

Meine Ausdauertestergebnisse						
Niveau	Ruheherz-frequenz	Testherz-frequenz	Differenz Ruhe- und Testherz-frequenz	unter Norm	Norm	über Norm
»Bronze«						
»Silber«						
»Gold«						
»Platin«						

Vergleichen Sie die Differenz zwischen Ruhe- und Testherz-frequenz mit den Normwerten aus der Tabelle.

Normwerte der Differenz zwischen Ruhe- und Testherzfrequenz						
Alter	Frauen			Männer		
	unter Norm	Norm	über Norm	unter Norm	Norm	über Norm
bis 45	über 71	max. 60 – 70	max. 50 – 59	über 61	max. 50 – 60	max. 40 – 49
ab 45	über 61	max. 55 – 60	max. 45 – 50	über 56	max. 45 – 55	max. 40 – 45

Beweglichkeit auf dem Prüfstand

Eine Übersicht über Ihre Beweglichkeit erhalten Sie durch den nachfolgenden Test.

Testdurchführung »Hüftuhr«

Ausgangsposition: Legen Sie sich in Rückenlage so neben ein Tischbein, dass sich Ihr Hüftgelenk in Höhe des Tischbeins befindet. Strecken Sie Ihre Beine und ziehen Sie Ihre Fußspitzen zum Schienbein.

Durchführung: Führen Sie ein Bein im Kniegelenk mit Armunterstützung gestreckt so weit wie möglich nach oben und halten Sie es

3 Sekunden lang in dieser Position. Das andere Bein bleibt stets gestreckt auf dem Boden liegen. Die Übung für beide Beine durchführen.

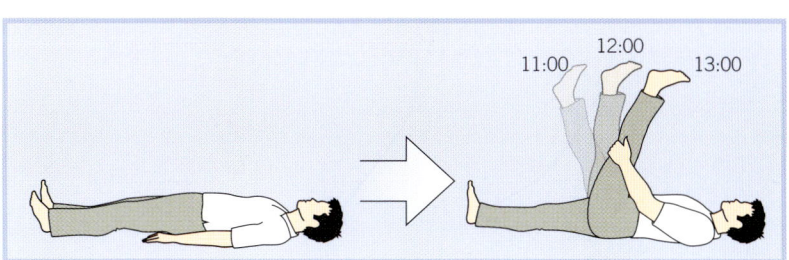

Die »Hüftuhr« zur Testung der Hüftgelenksbeweglichkeit

Dehnposition 11 Uhr: Sie erreichen das Tischbein nicht, d.h., der Winkel ist kleiner als 90 Grad.

Dehnposition 12 Uhr: Sie erreichen das Tischbein, d.h., der Winkel beträgt 90 Grad.

Dehnposition 13 Uhr: Sie können das gestreckte Bein über das Tischbein hinaus anheben.

Normwerte des Beweglichkeitstests		
Alter	Frauen	Männer
15–25	13 Uhr	12 Uhr
26–30	12 Uhr	12 Uhr
31–40	12 Uhr	12 Uhr
41–50	11 Uhr	11 Uhr
51–75	11 Uhr	11 Uhr

Meine Werte	»Bronze«	»Silber«	»Gold«	»Platin«
rechtes Bein	_____ Uhr	_____ Uhr	_____ Uhr	_____ Uhr
linkes Bein	_____ Uhr	_____ Uhr	_____ Uhr	_____ Uhr

Koordination und Gleichgewicht auf dem Prüfstand

Es ist sinnvoll, Koordination und Gleichgewicht zu testen, um eine Übersicht zu bekommen, wie regelmäßig diese motorischen Grundeigenschaften trainiert werden sollten.

Wir empfehlen Ihnen, den Test jeweils zu Beginn Ihrer Trainingsabschnitte Bronze, Silber, Gold oder Platin durchzuführen.

Testdurchführung »Strohhalm«

Durchführung: Sie sollten je Übung über 10 Sekunden lang eine sichere Standbalance halten. Die im Schwierigkeitsgrad ansteigenden Übungen sollen nacheinander ausgetestet und auf die Haltungskriterien A, B oder C (siehe unten) hin beurteilt werden. Führen Sie jeweils zwei Versuche durch.

Eine Fortführung in eine schwierigere Testvariante ist nur dann erlaubt, wenn Sie die letzte getestete Stufe in der Haltungsqualität A absolut sicher beherrschen.

Haltungsqualität:
A = ruhiger Stand
B = unruhiger Stand (z. B. stärkeres Schwanken, Wackeln etc.)
C = Stand unter 10 Sekunden, Sicherheitsausfallschritt notwendig

Notieren Sie das erzielte Ergebnis A, B oder C jeweils für das linke und das rechte Bein in die nebenstehende Tabelle.
Wenn Sie einen Test mit B oder C bewerten müssen, entfallen automatisch alle folgenden schwierigeren Testvarianten.

1 **Einbeinstand:** freier Fuß in Knöchelhöhe des Standbeins, Arme seitlich am Rumpf, offene Augen

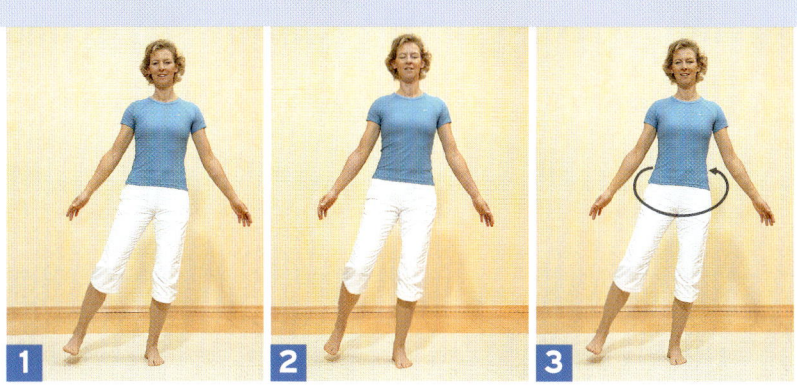

Der »Strohhalm« zur Testung des Gleichgewichts

2 **Einbeinstand:** freier Fuß in Knöchelhöhe des Standbeins, Arme seitlich am Rumpf, geschlossene Augen

3 **Einbeinstand:** freier Fuß in Knöchelhöhe des Standbeins, Arme seitlich am Rumpf nach einer ganzen Drehung nach links oder rechts, offene Augen

Auswertung und Beurteilung der Koordinations- und Gleichgewichtsfähigkeit

		1. Einbeinstand, offene Augen					2. Einbeinstand, geschlossene Augen					3. Einbeinstand, Drehung, offene Augen				
		Bronze	Silber	Gold	Platin	Norm	Bronze	Silber	Gold	Platin	Norm	Bronze	Silber	Gold	Platin	Norm
rechtes Bein	A					0					+					++
	B					–					0					+
	C					– –					–					0
linkes Bein	A					0					+					++
	B					–					0					+
	C					– –					–					0
Bewertungskriterien: – – = weit unter Norm; – = unter Norm; 0 = Norm; + = über Norm; ++ = weit über Norm																

64_Wie fit ist Ihr Rücken?

Kraft auf dem Prüfstand

Wenden Sie sich kraftvoll dem nächsten Test zu, der Ihnen eventuell zeigt, dass Sie kraftlos sind. Aber keine Sorge, Ihr Trainingsprogramm wird bald wieder kraftvolle Aktionen zulassen. Wetten, dass dies auch Ihre innere Einstellung kraftvoller macht?!

Testdurchführung »Stehaufmännchen«

Ausgangsposition: Setzen Sie sich auf die vordere Stuhlkante, schulterbreite Fußstellung. Der Winkel zwischen Ober- und Unterschenkel beträgt etwa 90 Grad. Halten Sie Kopf und Rücken aufrecht und in der Balance. Bei Bedarf sichern Sie Ihr Gleichgewicht mit einer Hand an einem festen Gegenstand, dabei aber nicht abstützen.

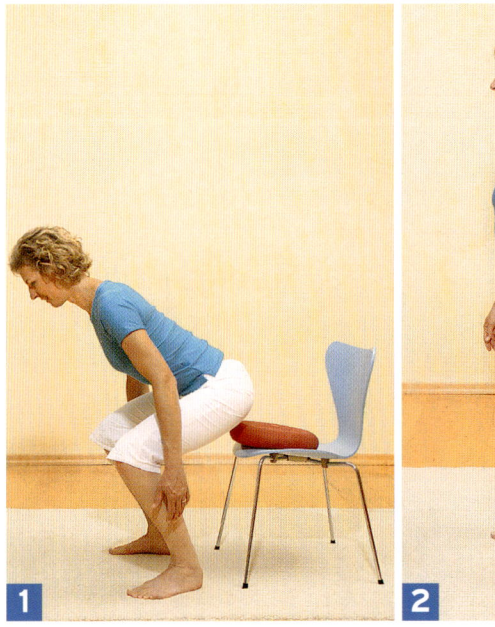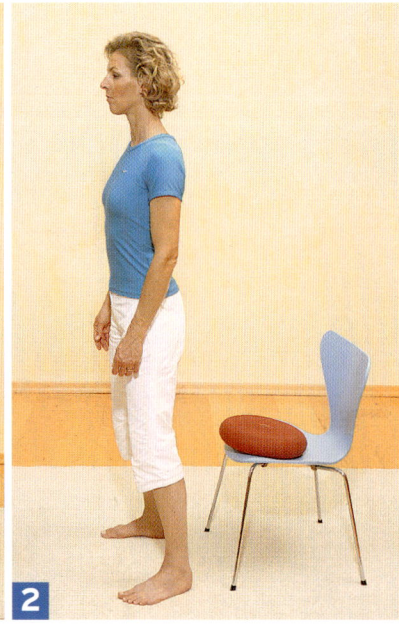

Das »Stehaufmänn-chen« zur Testung der Kraft

Normwerte (Wiederholungszahl pro 30 Sekunden)		
Alter	Frauen	Männer
15–25	27	30
26–30	24	29
31–40	21	27
41–50	20	24
51–60	19	21
61–75	15	17

Durchführung: Wie oft schaffen Sie es, sich innerhalb von 30 Sekunden hinzusetzen und aufzustehen? Sobald Sie mit Ihrem Gesäß die Sitzfläche berühren, stehen Sie sofort wieder auf, also nicht komplett absetzen. Achten Sie darauf, dass der Stuhl fest steht und nicht wegrutschen kann.

Ihre Rücken-TÜV-Mängelbeseitigung

• Wenn Sie die Normwerte erreicht haben, können Sie von einer durchschnittlichen Fitness in Ihrer Altersgruppe ausgehen.

• Liegen Sie unter den jeweiligen Normwerten, dann wird es höchste Zeit, dass Sie mit Hilfe der Empfehlungen in diesem Buch wieder ein normales Fitness-Niveau erreichen.

• Ihre Ausdauer können Sie am besten durch länger andauernde, gleichmäßig durchgeführte Sportarten verbessern. Finden Sie heraus, welche Ausdauersportart Sie besonders gerne durchführen. Es ist durchaus von Vorteil, wenn Sie regelmäßig verschiedene Ausdauersportarten praktizieren.

66_Wie fit ist Ihr Rücken?

- Ihre Beweglichkeit können Sie schon durch regelmäßiges Recken und Strecken über den Tag verteilt trainieren. Die von uns für Sie ausgewählten Dehnübungen werden Ihren Gelenken »Beine machen«.

- Stellen Sie im Rahmen der Koordination Mängel fest, dann wird es höchste Zeit, Ordnung in Ihr Haltungs- und Bewegungschaos zu bringen. Sie werden sehen, gut koordiniert geht vieles leichter von der Hand.

- Mangelt es Ihnen an Kraft, dann wählen Sie gezielt Übungen aus, mit denen Sie Ihre Kraft verbessern können. Beginnen Sie auf jeden Fall mit Ihrem Training in der Bronze-Stufe. Ziehen Sie im Alltag die Treppe dem Aufzug vor und unterstützen Sie damit das Training Ihrer Beinkraft.

- Es muss aber nicht nur Sport sein. Sie sind bereits aktiv, wenn Sie die vielen Gelegenheiten, Dynamik und Bewegung in Ihren Alltag zu bringen, nutzen.

Hierzu einige Tipps: Treppe statt Fahrstuhl, Fahrrad statt Auto, Spaziergang statt Fernsehen, beim Telefonieren aufstehen, mehrmals am

 Wichtig

Sollte Ihnen der »kleine oder große Schweinehund« den Weg zu mehr Vitalität und Aktivität versperren, dann entdecken Sie doch Ihre Fähigkeiten als Hindernisläufer oder Kletterkünstler. Sie werden sehen, spüren und erleben, dass Sie Erfolge feiern können, je öfter Sie den vermeintlichen Riesen überwunden haben. Und wer verhindert schon gerne den eigenen Erfolg?

Tag Bewegungspausen einlegen, z. B. Recken und Strecken, Knie-beugen und/oder Gymnastik.

Core-Regel 12: Nutzen Sie alle Bewegungschancen im Alltag!

Ihre Rücken-TÜV-Plakete – Vorfahrt für körperliche Aktivität

Ihre Rücken-TÜV-Plakete werden Sie innerlich und äußerlich tragen und damit auch zeigen können. Vielleicht werden Ihnen die unterschiedlichsten Menschen bescheinigen, dass Sie Wohlbefinden ausstrahlen, »irgendwie fitter aussehen« und scheinbar auch ein paar Pfunde verloren haben.

Sie können sicher sein, dass Sie durch Ihre körperliche Aktivität einen wirksamen Schlüssel für gesundes Altern haben. Ist es nicht ein toller Erfolg, keine Schmerzen mehr zu haben? Durch regelmäßiges Training erreichen Sie neben verbesserter Leistungsfähigkeit, gesteigertem Wohlbefinden und reichlich Fitness vielfältige gesundheitliche Vorteile. Dazu gehören eine Ökonomisierung Ihrer Herzarbeit, die positive Beeinflussung Ihres Fettstoffwechsels und die Reduzierung gesundheitsgefährdender Stressfaktoren.

Mit dieser TÜV-Plakette haben Sie in jedem Alter Zugang zu Vitalität, Aktivität und Lebensfreude – in der Familie, in Beruf und Hobby sowie in den Ferien.

Core-Regel 13: Körperliche Aktivität – ein Schlüssel für gesundes Altwerden!

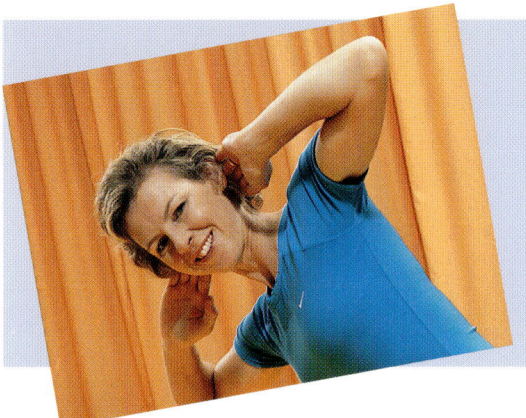

Ihr Weg zum Training - von der Schmerz- vermeidung zum Lustgewinn

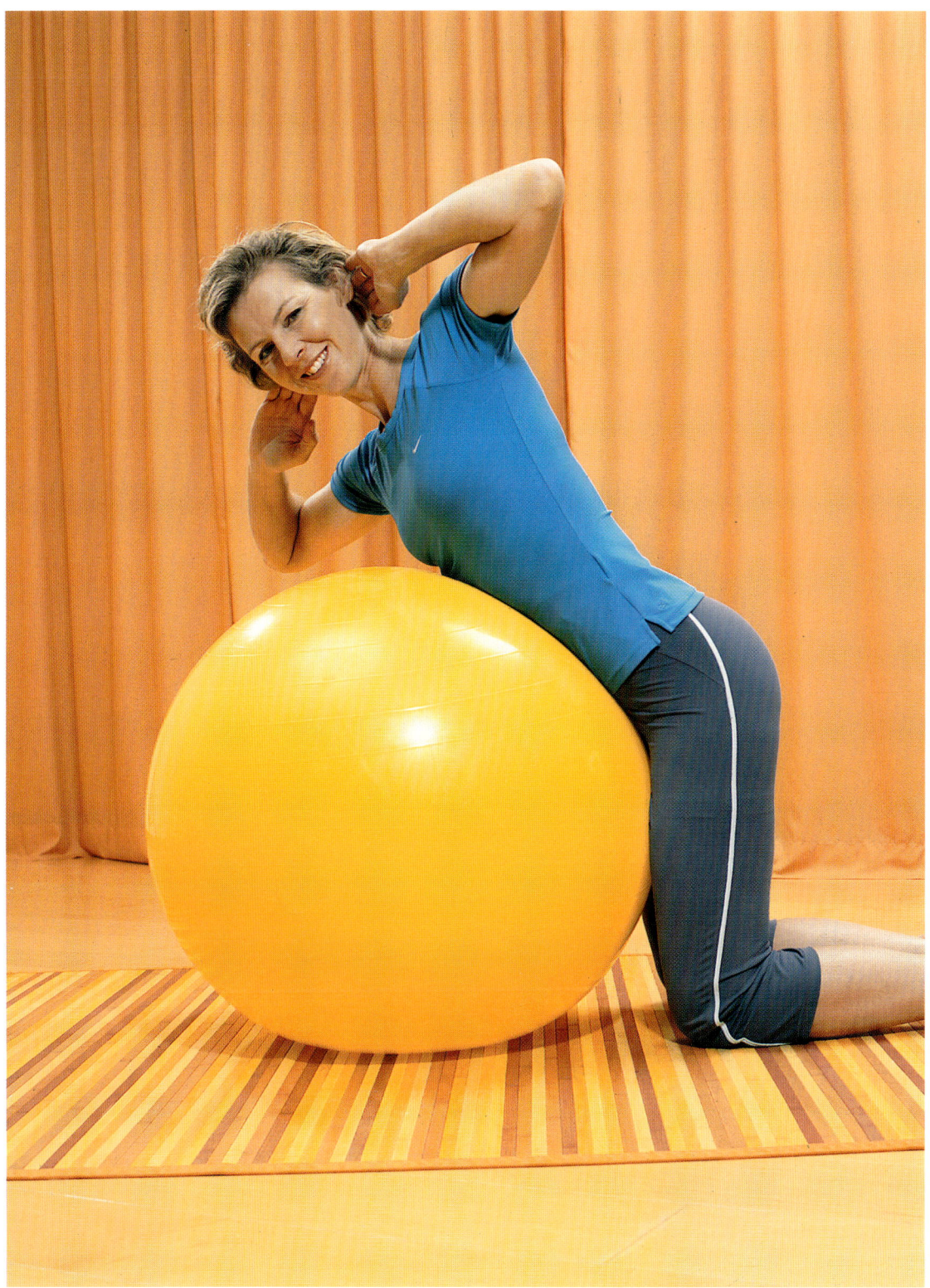

Das persönliche
Core-Rückenprogramm

In diesem Kapitel stellen Sie sich Ihr eigenes Übungsprogramm zusammen.

Ist Ihr Hauptmotiv, um sich mal wieder zu bewegen, das Motiv »Schmerzvermeidung«? Dieses Motiv spielt in der Verhaltensänderung eine große Rolle, macht aber nicht immer allzu viel Spaß. Vor allem: Es hält nicht besonders lange vor! Irgendwann ist der Schmerz doch nicht mehr so groß oder er wird verdrängt, das neue Verhalten wird wieder eingestellt.

Von der Schmerzvermeidung zum Lustgewinn

Vorsicht vor dem inneren Schweinehund! Er weiß um die ungeheure Sogkraft alter Gewohnheiten und um die Anfälligkeit und Schwächen neuer Vorhaben!

Beim Core-Training stellen Sie sich Ihr Programm selbst zusammen – Spaß garantiert!

Core-Regel 14: Aktive Trainingsprogramme erzielen eine bessere Wirkung als passive Therapien!

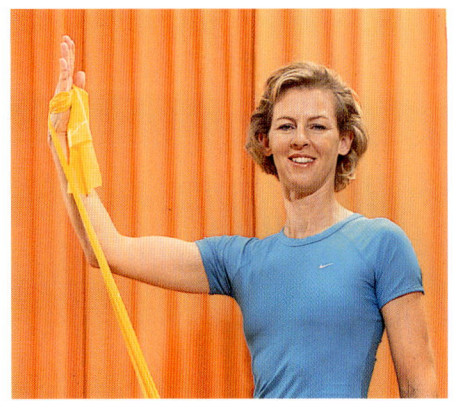

Um sein Verhalten nachhaltig zu verändern, dem inneren Schweinehund somit ein Schnippchen zu schlagen, ist das Motiv »Lustgewinn« deutlich effektiver als das Motiv »Schmerzvermeidung«. Wenn Ihnen etwas Spaß macht, ist die Wahrscheinlichkeit wesentlich größer, dass Sie dabeibleiben.

Deshalb möchten wir, dass auch Sie von dem Motiv »Lustgewinn« angetrieben werden, um das Programm regelmäßig umzusetzen. Damit Ihnen das Ganze Spaß macht, geben wir keine klassischen Übungen vor. Wir lassen Ihnen die Wahlmöglich-

keit, sich aus verschiedenen Modulen (Ausdauer, Beweglichkeit, Koordination und Kraft) Ihr individuelles, auf Sie zugeschnittenes
Übungsprogramm zu entwickeln. Neben Ihren persönlichen Neigungen sollten auch die Testergebnisse (siehe Kapitel »Der Core-Rücken-
TÜV«, S. 56 ff.) die Programmzusammensetzung bestimmen.

Core-Regel 15: Training genau formulieren, exakt planen und realisieren!

Der Aufbau des Übungsprogramms

Das Übungsprogramm ist so aufgebaut, dass Sie sich aus verschiedenen Modulen Ihr auf Sie abgestimmtes Übungsprogramm zusammenstellen können. Eine Trainingseinheit besteht aus den Bausteinen
Ausdauer, Beweglichkeit, Koordination und Kraft. In den einzelnen
Modulen liefern wir Ihnen verschiedene, trainingswissenschaftlich
sehr sinnvolle Übungsbeispiele. Diese können Sie, je nach Zielset-
zung, individuell zusammensetzten.
Die Module werden in der folgender Reihenfolge durchgeführt
1. Ausdauer
2. Beweglichkeit
3. Koordination
4. Kraft

Für diese vier Module gibt es jeweils vier Schwierigkeitsgrade:
- Core-Bronze
- Core-Silber
- Core-Gold
- Core-Platin

Stufe für Stufe

Das konsequente Training in einer Stufe bringt Sie bald in die nächst schwierigere Stufe, bis sie schließlich Platin erreichen. Jedoch ist eine realistische Einordnung der eigenen Fähigkeit wichtig. Steigen Sie bitte nicht von Null auf Hundert in den Schwierigkeitsgrad Gold ein, sondern berücksichtigen Sie die Testergebnisse (siehe dazu »Der Core-Rücken-TÜV, S. 56 ff.), die Ihren Trainingszustand widerspiegeln. Sie werden mittel- und langfristig erfolgreich sein und nicht entmutigt aufhören.

Bronze für Anfänger

Wie bereits dargestellt, arbeitet unser Körper sehr ökonomisch. Strukturen, die nicht gefordert werden, verkümmern. Sollten Sie sich eine längere Zeit (mehr als ein halbes Jahr) nicht regelmäßig sportlich bewegt haben, ist es eine biologische Gesetzmäßigkeit, dass Ihre motorischen Fähigkeiten (Kraft, Ausdauer, Koordination, Beweglichkeit) in einem schlechten Zustand sind. Steigen Sie deshalb in den Schwierigkeitsgrad Bronze ein und geben Sie Ihrem Körper Zeit, sich an die neuen und ungewohnten Trainingsreize in Form einer erhöhten Belastbarkeit anzupassen.

Die gute Nachricht

Strukturen, die regelmäßig gefordert werden, passen sich der Belastung (= Trainingsreiz) an, auch im höchsten Alter. Es ist also nie zu spät, wieder anzufangen, sich regelmäßig körperlich zu bewegen. Mit steigendem Trainingserfolg werden Ihr Bewegungssystem und Ihr Rücken immer leistungsfähiger. Er benötigt nun neue, stärkere Reize, um sich an diese anzupassen und damit belastbarer zu werden. Um diese neuen Reize zu setzen, ist es unbedingt erforderlich, in einen höheren Schwierigkeitsgrad zu wechseln.

Modul »Ausdauer«

Damit Sie die positiven Auswirkungen eines Ausdauertrainings für Ihre Gesundheit und Ihr Wohlbefinden auch erzielen, sollten Sie wissen, wie es um Ihre jetzige Ausdauer steht und welche Aktivitätsform für Sie die richtige ist. Deshalb können Sie dieses Trainingsprogramm sowohl auf Ihren Trainingszustand als auch auf Ihre persönlichen Neigungen abstimmen.

Sie haben für Ihr Programm die Wahlmöglichkeit zwischen folgenden Ausdauerformen:
- Walking
- Nordic Walking
- Jogging und Laufen
- Inlineskating
- Radfahren
- Ergometertraining

Für Abwechslung sorgen

Selbstverständlich können Sie die oben aufgeführten Ausdauersportarten abwechselnd betreiben. Dieses Vorgehen erhöht Ihre Wahlmöglichkeit, ist abwechslungsreich und es motiviert. Unter dem Aspekt der Gelenkentlastung ist ein Wechsel der Ausdauersportarten ebenfalls als sehr sinnvoll anzusehen.

Außerdem ist der Winter, hier insbesondere die kalte, nasse und dunkle Jahreszeit für viele Laufneueinsteiger (besonders für Frauen) nicht unbedingt ein Freund. In dieser Jahreszeit hören häufig Laufanfänger, die im Sommer hoffnungsvoll mit dem Training begonnen haben, mit einem schlechtem Gewissen auf, statt ihr Ausdauertraining auf ein Ergometertraining umzustellen.

Die folgenden Formen des Ausdauertrainings kommen für Sie infrage. Wir wollen sie Ihnen daher ein wenig genauer vorstellen.

Walking

In Abgrenzung zur heute leider noch immer praktizierten Walking-Technik verstehen wir unter Walking ein aktives und natürliches Gehen. Die Arme werden nicht krampfhaft angewinkelt und die Schultern nicht schmerzhaft hochgezogen.

Beim natürlichem Walken schwingen die Arme dynamisch und gelöst aus der Schulter im Schrittrhythmus mit. Ebenso sollten Sie sich nicht krampfhaft um eine große Schrittlänge bemühen. Wählen Sie besser eine »Wohlfühlschrittlänge«, die in der Aufsetzphase des Fußes ein leicht gebeugtes Kniegelenk ermöglicht. Das empfehlen wir denjenigen, die zunächst eine geringe Ausdauerleistungsfähigkeit besitzen und für die Jogging noch zu anstrengend wäre. Für alle, die lieber gehen als laufen, kann es die erste Wahl bleiben, um die gewünschten Effekte eines Ausdauertrainings zu erzielen. Es ist nicht unbedingt notwendig, eine andere Bewegungsform anzustreben.

Links: Nordic Walking, Ausgangsposition
Mitte: Abdruckphase
Rechts: Ausschwung

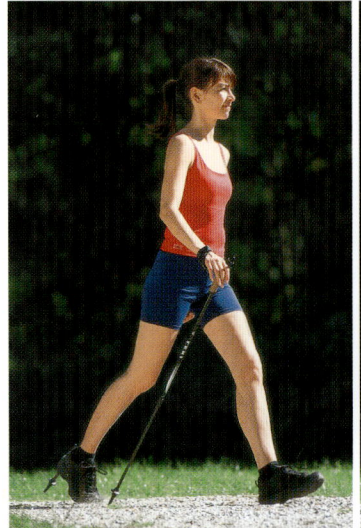
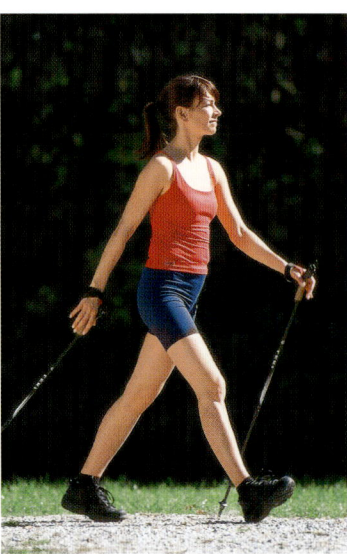
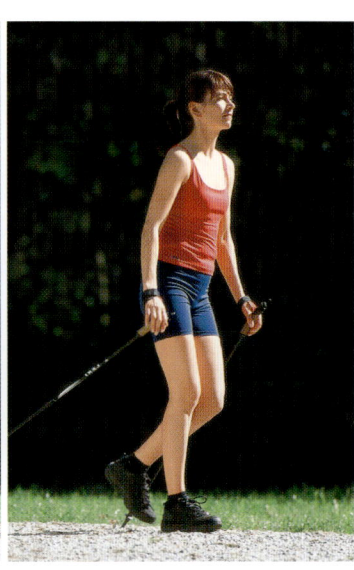

Nordic Walking

Nordic Walking unterscheidet sich im Wesentlichen vom herkömm-
lichen Walking durch den zusätzlichen Einsatz von Stöcken.
Dies hat – bei richtiger Technik – folgende Vorteile:
- geringere Gelenkbelastung durch die Stockentlastung
- erhöhter Energieeinsatz durch die Beanspruchung von mehr
  Muskulatur
- ein effektives Training der Schulter-Nacken- und Armstreck-
  muskulatur

Das ganz große Plus des Nordic Walkings: Gerade für Personen mit
Halswirbelsäulen- und Schulterproblemen kann Nordic Walking geeignet sein, um Verspannungen zu lösen und in ein sanftes Kraftausdauertraining der Schulter-Nacken-Muskulatur einzusteigen.

Die richtige Stocklänge

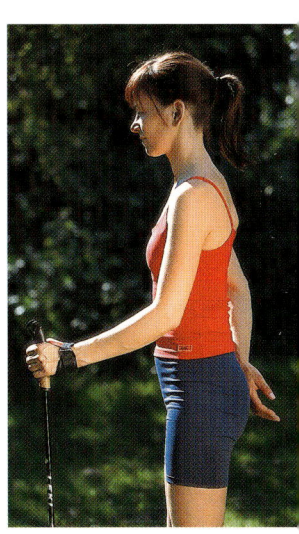

Einschränkend sollte nicht unerwähnt bleiben, dass ein Großteil der
»Nordic Walker«, die im Wald oder auf Feldwegen anzutreffen sind,
eine vollkommen falsche Technik anwenden, die eher an einen sto-
chernden Papieraufsammler erinnert. So werden die Stöcke durch
einen verstärkten muskulären Einsatz (Hochziehen der Schulter- und
Nackenmuskulatur) bewegt, die schmerzhaften Verspannungen nehmen statt ab weiter zu.
Neben falscher bzw. nicht vorhandener Technik führt häufig eine unpassende Ausrüstung beim Nordic Walking zu weiteren Problemen.
Aufgrund zu langer Stöcke entstehen zu weite Schritte, ein beim Fuß-
aufsetzen voll durchgestrecktes Kniegelenk und als Konsequenz daraus Knieprobleme.

Als Faustregel für die Stocklänge sollte gelten:
Körpergröße in Zentimetern x 0,65 = Stocklänge in Zentimetern

Eine weitere Möglichkeit zu überprüfen, ob die Stocklänge richtig ist, ist ein etwas größerer Winkel als 90 Grad zwischen Ober- und Unterarm (siehe Abb. S. 75).

Bevor Sie einen heroischen Selbstversuch im Nordic Walking unternehmen, empfehlen wir Ihnen einen entsprechenden Kurs in einem Studio oder Verein zu besuchen. Hier können Sie die richtige Technik mit einem runden, harmonischen Bewegungsablauf unter fachlicher Anleitung erlernen, um anschließend eigenständig und zeitlich flexibel diese Sportart zu betreiben.

Jogging und Laufen
- Unter Jogging verstehen wir ein langsames und lockeres Laufen. Im Gegensatz zum Walking, bei dem immer ein Bein Bodenkontakt hat, verlassen beim Jogging kurzzeitig beide Beine den Boden. Es emp-

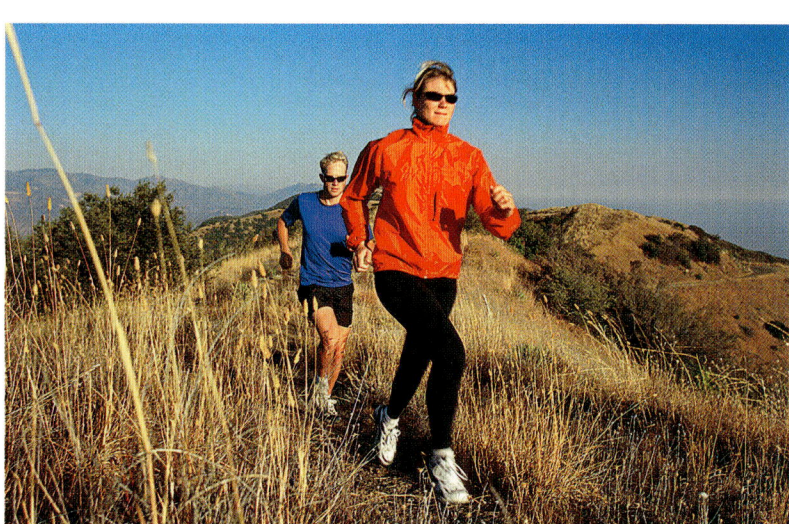

Jogging: Herz-Kreis-lauf-Training und Naturerlebnis in einem.

fiehlt sich denjenigen, die an dieser Bewegungsform Gefallen finden. Eine entsprechende Ausdauerleistungsfähigkeit vorausgesetzt, ist Jogging eine hervorragende Trainingsform zur Verbesserung der Grundlagenausdauer und führt zu einer hohen Fettverbrennung.

• Unter Laufen verstehen wir eine sportlich ambitionierte Ausdaueraktivität. Sie empfiehlt sich ebenso zur Verbesserung der läuferischen Leistungsfähigkeit wie auch zur Stabilisierung von Fitness und Gesundheit.

Inlineskaten

Inlineskating zeichnet sich in Abgrenzung zum leistungsorientierten Speed-Skating durch eine eher aufgerichtete Fahrposition aus. Es ist gelenkschonend, motivierend und ermöglicht bei richtiger Dosierung ein erfolgreiches Herz-Kreislauf-Training. Da eine richtige Technik den Fahrspaß und die Sicherheit deutlich erhöht, empfehlen wir Ihnen eine professionelle Fahrtechnikschulung.

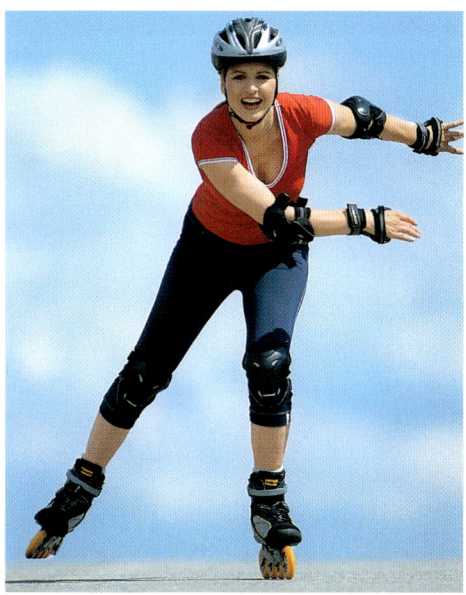

Inlineskating ist ein gelenkschonender Ausdauersport – alleine oder in der Gruppe.

Radfahren

Nicht nur als Sportgerät ist das Fahrrad sehr geeignet. Je regelmäßiger Sie im Alltag (Weg zur Arbeit, zum Einkaufen etc.) Ihr Fahrrad einsetzen, desto weniger müssen Sie trainieren!
Grundsätzlich sollte bei sportlichem Radfahren Folgendes beachtet werden:

• **Sitzhöhe:** Leider wird sehr häufig eine viel zu niedrige Sattelhöhe gewählt. Wenn die Ferse auf dem unteren Pedal steht, sollte das Knie fast gestreckt sein.

- **Lenkerposition:** Ebenso häufig ist der Lenker zu niedrig eingestellt. Eingeschlafene Finger und Arme sowie schmerzhafte Schulter- und Nackenverspannungen können die Folge sein. Die Nutzung eines Vorbaulenkers ermöglicht eine leicht vorgeneigte, in sich aufgerichtete Oberkörperposition und entlastet dadurch den Rücken.
- **Umdrehungszahl:** Um eine Knieentlastung zu gewährleisten, sollte die Umdrehungszahl auf dem Fahrrad/Fahrradergometer zwischen 65 und 75 Umdrehungen pro Minute liegen. Wählen Sie im Zweifelsfall einen kleineren Gang. Hohe Umdrehungszahlen tun dem Knie gut, Gelenkschmiere wird produziert und verteilt!

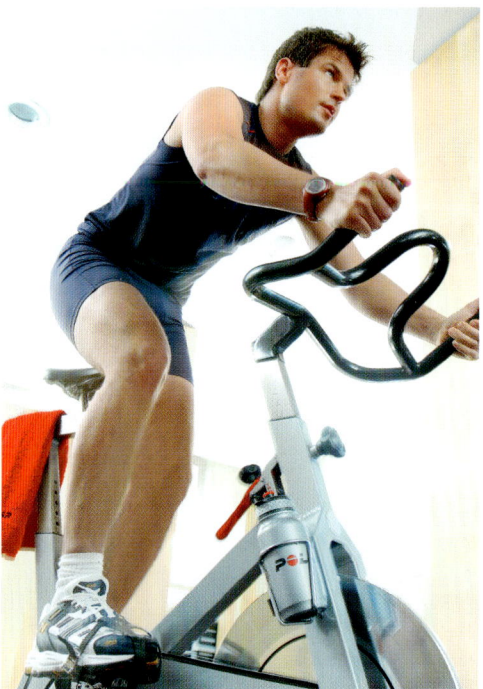

Ergometertraining oder Spinning ist bei schlechtem Wetter oder Dunkelheit eine sinnvolle Alternative zum Outdoor-Sport.

Ergometertraining

Im Winter kommt die harte Zeit für Ausdauersportler. Kälte, Nässe, Dunkelheit und vereiste Böden lassen den inneren Schweinehund zubeißen und sie auf das Sofa zerren. Hier bietet sich ein Ergometertraining als Lösung an, egal ob im Studio oder zu Hause betrieben. Ein kleiner Tipp: Bevor Sie sich zum Kauf eines Ergometers entscheiden, trainieren Sie mindestens einmal zur Probe auf diesem Gerät. So können Sie feststellen, ob der Bewegungsablauf und die Verstellmöglichkeiten des Ergometers Ihren Vorstellungen entsprechen. Auch im Sommer kann das Ergometer eine willkommene Abwechslung und Ergänzung zum Outdoor-Training darstellen.

Welches Ausdauertraining ist für mich geeignet?

Die folgende Tabelle gibt eine Orientierungshilfe, um sich für ein gezieltes Ausdauertraining realistisch einzustufen. Hier gilt: lieber am Anfang zu niedrig als zu hoch einstufen. Zu intensive Belastungen führen schnell zu Mutlosigkeit, Motivationsverlust und sogar zu Verletzungen. Gerade im Bronze- und Silber-Schwierigkeitsgrad sollten Bewegungsneueinsteiger ihr gesamtes Ausdauertraining aerob (siehe S. 32) gestalten.

Ausdauersportarten für verschiedene Zielgruppen und Trainingszustände			
Aktivitätstyp	Alter 16 – 45	Alter 46 – 65	Alter > 65
körperlich aktiv, bisher zusätzlich Sport	Jogging, Laufen, Radfahren, Inlineskaten, Ergometer	Nordic Walking, Jogging, Laufen, Radfahren, Ergometer	Nordic Walking, Jogging, Laufen, Radfahren, Ergometer
körperlich aktiv, kein regelmäßiger Sport	Nordic Walking, Jogging, Laufen, Radfahren, Inlineskaten, Ergometer	Walking, Nordic Walking, Jogging, Radfahren, Ergometer	Walking, Nordic Walking, Jogging, Radfahren, Ergometer
körperlich inaktiv, kein Sport	Walking, Nordic Walking, Jogging, Radfahren, Inlineskaten, Ergometer	Walking, Nordic Walking, Radfahren, Ergometer	Walking, Nordic Walking, Radfahren, Ergometer

Modul »Beweglichkeit«

Nach dem Ausdauertraining schließt sich in Ihrem Trainingsplan das Beweglichkeitstraining an. Hierbei wählen Sie verschiedene Einzelübungen, die Ihre Muskulatur dehnen, Ihre Gelenke mobilisieren, kurzum: Ihre Beweglichkeit verbessern.

Im Schwierigkeitsgrad Bronze arbeiten Sie mit verschiedenen Einzelübungen. Zum Trainingsbeginn stellen diese Übungen relativ isolierte Dehn- bzw. Mobilisationsübungen dar. Im Verlauf des Trainings von Bronze über Silber nach Gold werden die Übungen immer komplexer und anspruchsvoller. Ziel ist es, im Schwierigkeitsgrad Gold komplette Bewegungsabläufe zum Ganzkörper-Beweglichkeitstraining entwickelt zu haben.

Wir stellen Ihnen im Folgenden fünf Bewegungsabläufe vor.

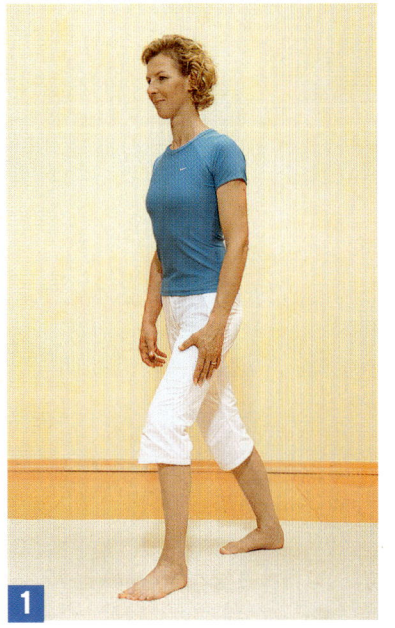

Der Wadenaufzug

Wadenaufzug Teil 1: Schwierigkeitsgrad Bronze
trainierte Muskelgruppe: obere Wadenmuskulatur (Zwillingsmuskel)
Dehntechnik: statisches Dehnen

1 In Schrittstellung die Ferse des hinteren Beines auf den Boden drücken, das hintere Knie ist gestreckt. Den Dehnreiz in dem oberen Anteil der Wadenmuskulatur spüren. Dann die Beinstellung wechseln und die Übung mit dem anderen Bein wiederholen.

Anschließend sofort in den nächsten Übungsteil wechseln:
Wadenaufzug Teil 2: Schwierigkeitsgrad Bronze
trainierte Muskelgruppe: untere Wadenmuskulatur (Schollenmuskel)
Dehntechnik: statisches Dehnen

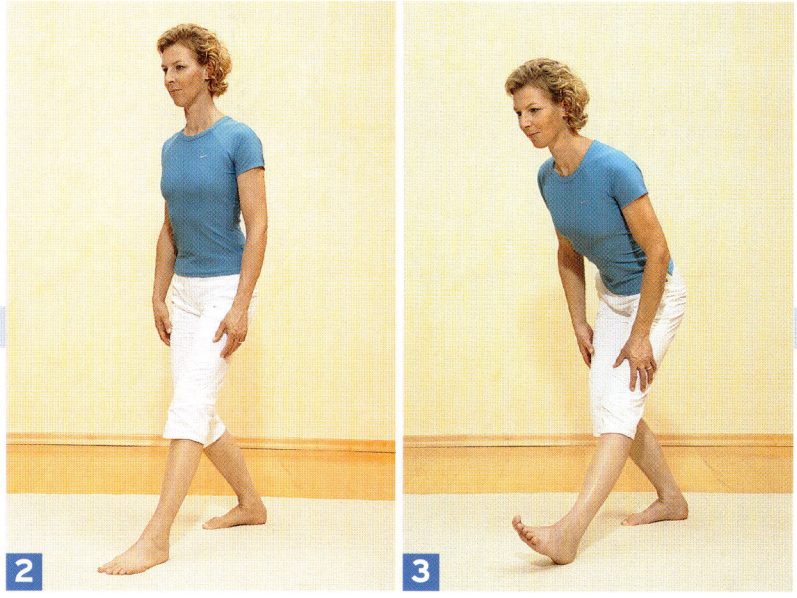

2 Unter Beibehaltung der Schrittstellung die Ferse des hinteren Beines weiterhin auf den Boden drücken, nur: Das hintere Knie ist jetzt gebeugt. Den Dehnreiz im unteren Teil der Wadenmuskulatur spüren. Ebenfalls mit dem anderen Bein wiederholen.

Wadenaufzug Teil 1, 2 und 3: Schwierigkeitsgrad Silber
trainierte Muskelgruppen: zusätzlich Oberschenkelrückseite
Dehntechnik: nachziehendes, dynamisches Dehnen

3 Das hintere Knie noch gebeugt halten (siehe »Wadenaufzug Teil 2«), das vordere Bein im Kniegelenk strecken, die Fußspitze anziehen, bis auf der Oberschenkelrückseite des vorderen Beines ein leichtes Ziehen zu verspüren ist.

Wadenaufzug Teil 1, 2, 3 sowie Teil 4: Schwierigkeitsgrad Gold
trainierte Muskelgruppen: zusätzlich Brustmuskulatur
Dehntechnik: nachziehendes, dynamisches Dehnen

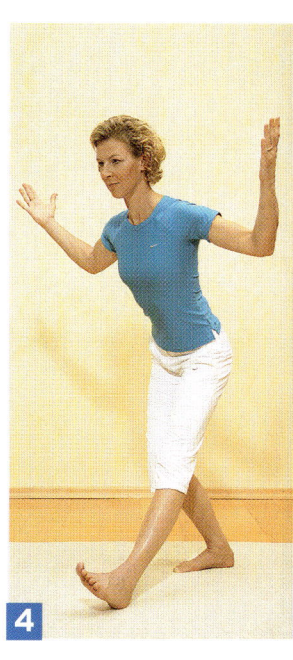

4 Aus der Position »Wadenaufzug Teil 3« bringen Sie beide Arme (rechter Winkel zwischen Ober- und Unterarm) nach hinten. In dieser Position ziehen Sie Ihre Schulterblätter in Richtung Gesäßtasche nach hinten und unten. Den Dehnreiz in der Brustmuskulatur spüren.

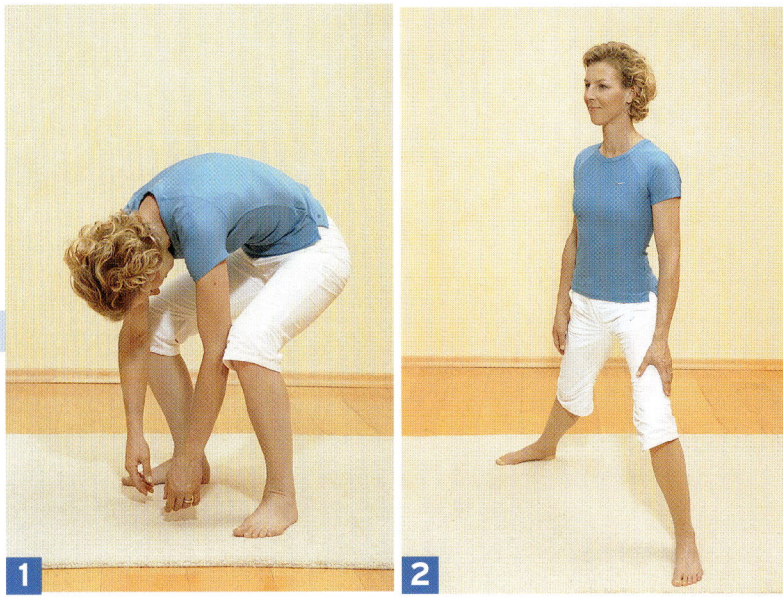

Der Sonnenaufgang

Sonnenaufgang Teil 1: Schwierigkeitsgrad Bronze
trainierte Muskelgruppe: untere Rückenmuskulatur
Dehntechnik: statisches Dehnen

1 Den Squat (Kniebeuge) in der unteren Position mit gebeugtem Rücken halten.

Danach sofort in den nächsten Übungsteil wechseln.

Sonnenaufgang Teil 2: Schwierigkeitsgrad Bronze
trainierte Muskelgruppen: innere Oberschenkelmuskulatur
Dehntechnik: nachziehendes, dynamisches Dehnen

2 Aus dem Squat heraus einen großen Ausfallschritt zur Seite machen. In gegrätschter Beinstellung ein Knie beugen, dabei das gebeugte Knie Richtung Fußspitze schieben. Den Dehnreiz in der Oberschenkelinnenseite spüren. Anschließend Seitenwechsel und die Übung wiederholen.

Sonnenaufgang Teil 1, 2 sowie Teil 3: Schwierigkeitsgrad Silber
trainierte Muskelgruppen: zusätzlich Brustmuskulatur
Dehntechnik: nachziehendes, dynamisches Dehnen

3 Unter Beibehaltung des Ausfallschritts beide Arme angewinkelt in Schulterhöhe bringen. Den Dehnreiz in der Brustmuskulatur spüren.

Sonnenaufgang Teil 1, 2, 3 sowie Teil 4: Schwierigkeitsgrad Gold
trainierte Muskelgruppen: zusätzlich untere und obere Rückenmuskulatur
Dehntechnik: nachziehendes, dynamisches Dehnen

4 Anschließend Bewegung in den Hochzehenstand auflösen, auf den Fußspitzen Balance halten und abwechselnd mit dem rechten und dem linken Arm nach oben greifen (»Äpfel pflücken«). Den Dehnreiz in der Flanke spüren.

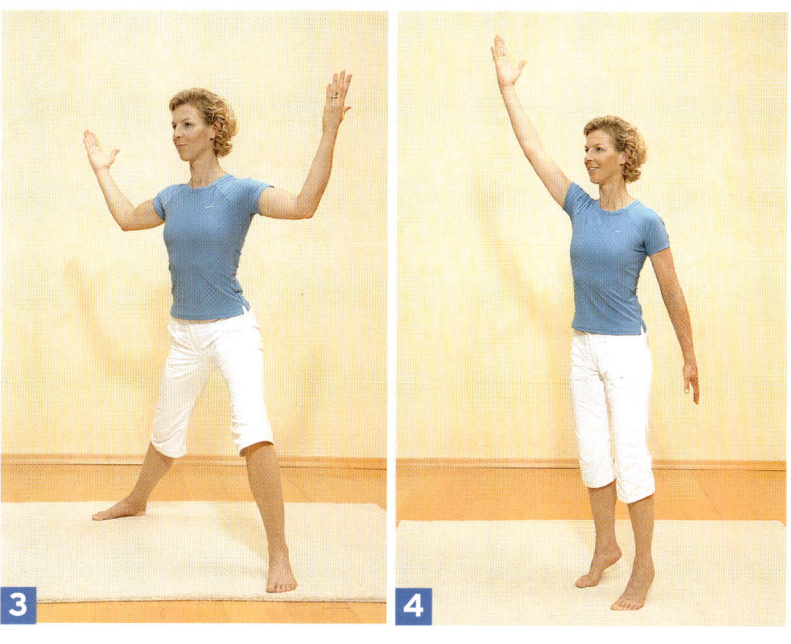

Der Tafelspitz

Tafelspitz Teil 1: Schwierigkeitsgrad Bronze
trainierte Muskelgruppe: untere Rückenmuskulatur
Dehntechnik: statisches Dehnen

1 Im Squat mit gebeugtem Rücken stehend halten. Den Dehnreiz
im unteren Rücken spüren.

Danach sofort in den nächsten Übungsteil wechseln.

Tafelspitz Teil 2: Schwierigkeitsgrad Bronze
trainierte Muskelgruppen: zusätzlich obere Schultermuskulatur,
Brustmuskulatur
Dehntechnik: statisches Dehnen

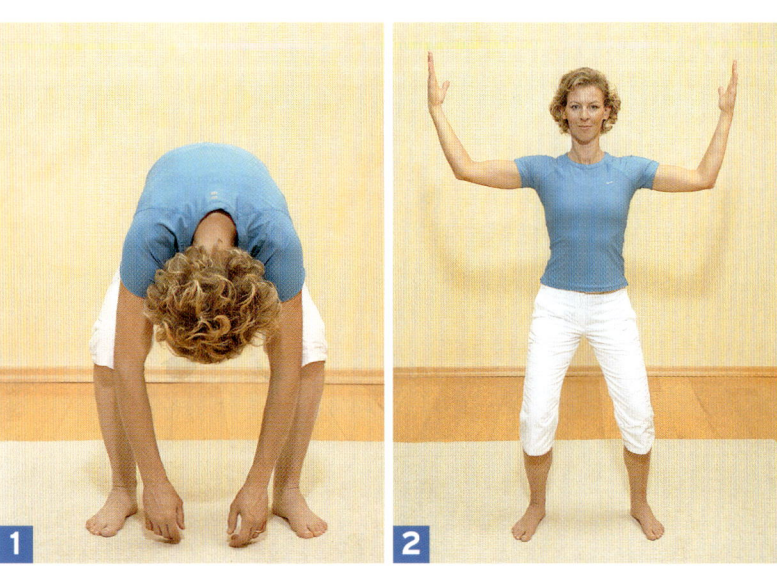

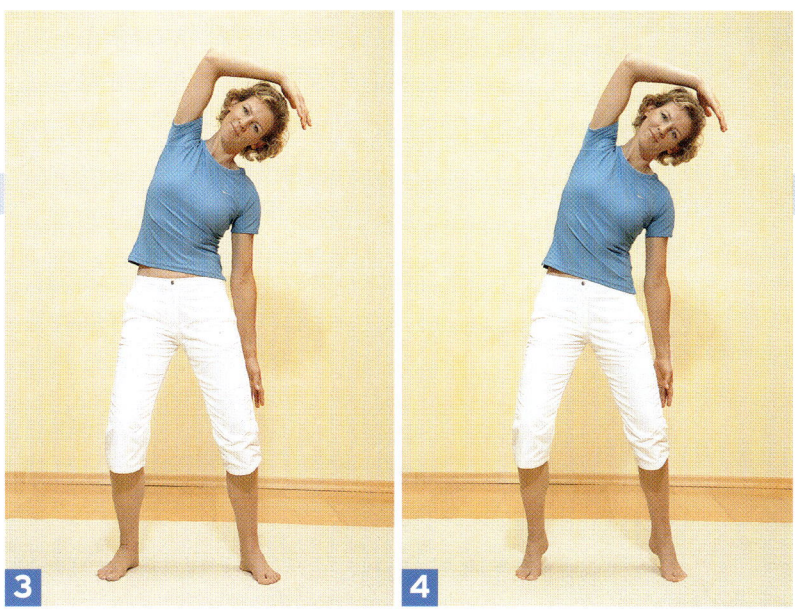

2 Aus dem Squat in den »Bärenstand« (siehe S. 90 ff.) gehen, dabei beide Arme anwinkeln, Schulterblätter nach hinten und unten ziehen. Den Dehnreiz in der Brustmuskulatur spüren.

Tafelspitz Teil 1, 2 sowie Teil 3: Schwierigkeitsgrad Silber
trainierte Muskelgruppen: zusätzlich schräge Bauchmuskulatur und Hüft-Lenden-Muskel
Dehntechnik: nachziehendes, dynamisches Dehnen

3 Aus dem »Bärenstand« einen Arm nach oben strecken, »aus der Schulter schieben« und den Rumpf seitlich leicht neigen. Den Dehnreiz in der Flanke spüren. Anschließend Seitenwechsel und die Übung wiederholen.

Tafelspitz Teil 1, 2, 3 sowie Teil 4: Schwierigkeitsgrad Gold
trainierte Muskelgruppen: seitliche Rumpfmuskulatur

4 »Tafelspitz Teil 3« nur auf dem Vorfuß stehend und mit geschlossenen Augen durchführen.

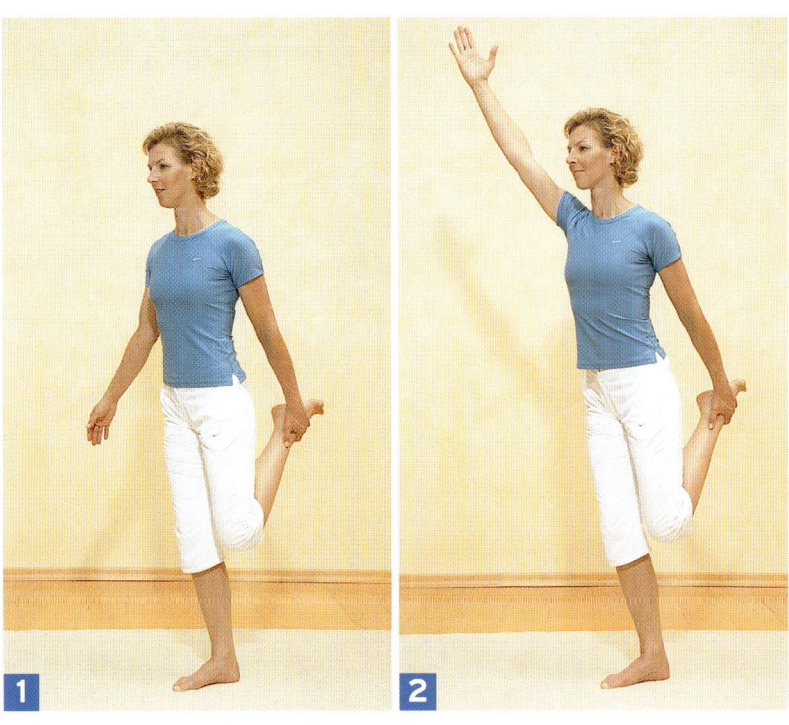

Der Baum

Baum Teil 1: Schwierigkeitsgrad Bronze
trainierte Muskelgruppe: vordere Oberschenkelmuskulatur
Dehntechnik: statisches Dehnen

1 Aus dem »Bärenstand« (S. 90 ff.) eine Ferse fassen und diese in Richtung Gesäß ziehen. Zeitgleich das Becken aufrichten, eventuell mit der freien Hand an einem Gegenstand die Aufrichtung und das Gleichgewicht stabilisieren. Knie auf gleicher Höhe halten, nicht nach vorn ausweichen. Anschließend Standbein wechseln.

Baum Teil 1 sowie Teil 2: Schwierigkeitsgrad Silber
trainierte Muskelgruppen: zusätzlich Brustmuskulatur
Dehntechnik: nachziehendes, dynamisches Dehnen

2 Unter Beibehaltung des Anfersens den freien (dem gedehnten
Bein entgegengesetzten) Arm gestreckt nach oben bringen. Da der
freie Arm nach oben gestreckt wird, ist ein stabiler Stand ohne Fest-
halten erforderlich.
Den Dehnreiz in der
Brustmuskulatur spü-
ren. Anschließend
Standbein wechseln
und Übung wieder-
holen.

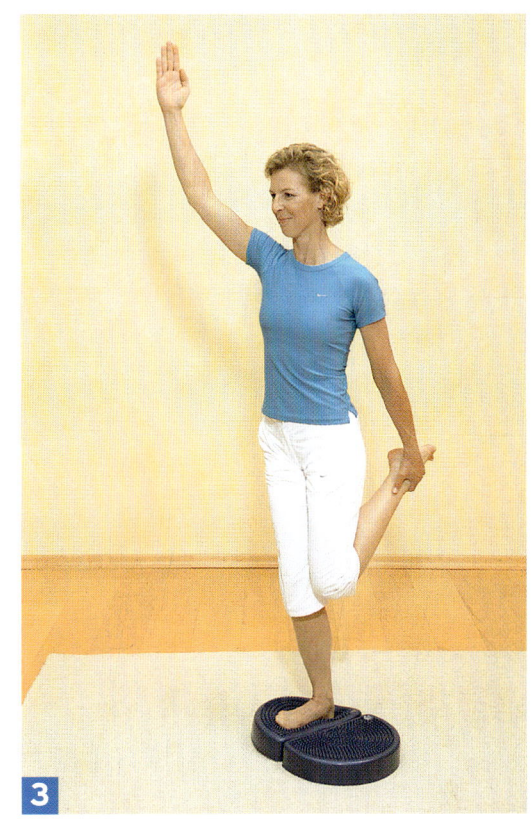

**Baum Teil 1 und
Teil 2 sowie Teil 3:**
Schwierigkeitsgrad
Gold
trainierte Muskel-
gruppen: Brustmus-
kulatur und Ober-
schenkelvorderseite

3 » Baum Teil 2«
auf einer labilen
Unterlage (eventuell
zusätzlich mit ge-
schlossenen Augen)
durchführen.

Der Storch im Salat

Storch im Salat Teil 1: Schwierigkeitsgrad Bronze
trainierte Muskelgruppe: vordere Brustmuskulatur, Schulter- und
Nackenmuskulatur
Dehntechnik: nachziehendes, dynamisches Dehnen

1 Aus dem »Bärenstand« (S. 90 ff.) heraus die Arme nach oben in
die U-Halte bringen. Ziehen Sie die Schulterblätter zur Rückenmitte
und zum Po. Dabei werden die Arme nach hinten geführt. Hierbei die
maximale Bewegungsweite im Schultergelenk ausnutzen.

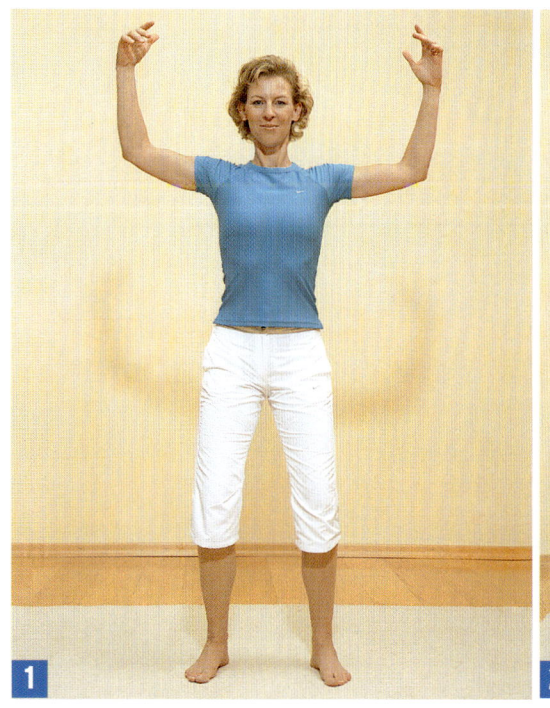

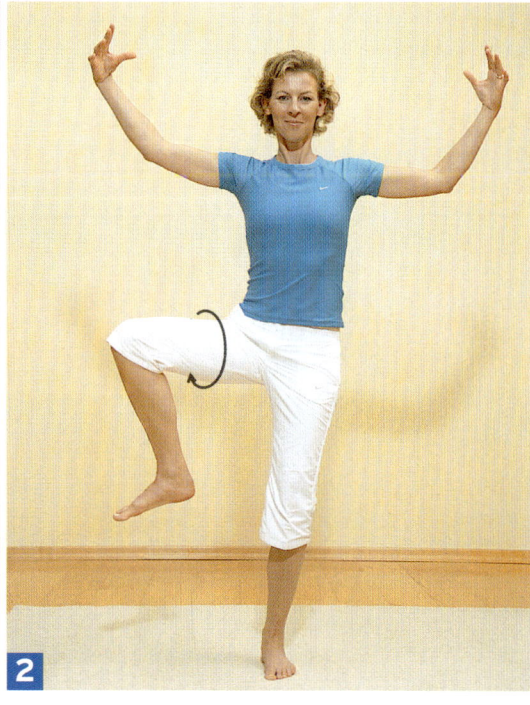

Storch im Salat Teil 1 sowie Teil 2: Schwierigkeitsgrad Silber
trainierte Muskelgruppen: zusätzlich Hüft- und Gesäßmuskulatur
Dehntechnik: nachziehendes, dynamisches Dehnen

2 Unter Beibehaltung der U-Halte der Arme und der nach hinten
und unten gezogenen Schulterblätter den Einbeinstand einnehmen.
Mit dem Spielbein aus der Hüfte heraus maximal große Kreise (vor-
wärts, seitwärts und rückwärts) beschreiben. Anschließend Stand-
und Spielbein wechseln und die Übung wiederholen.

**Storch im Salat
Teil 1, Teil 2 sowie
Teil 3:** Schwierig-
keitsgrad Gold
trainierte Muskel-
gruppen: Brust-,
Schulter- und Na-
ckenmuskulatur

3 »Storch im Salat
Teil 2« zusätzlich mit
geschlossenen Augen
oder auf einer labi-
len Unterlage durch-
führen. Im Platin-
Schwierigkeitsgrad
mit geschlossenen
Augen und auf einer
labilen Unterlage
trainieren.

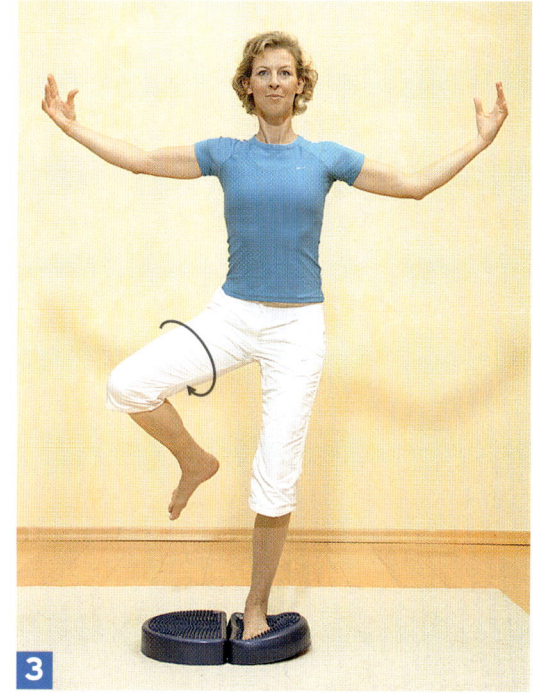

Modul »Koordination«

Alle Koordinations-Bronze-Übungen zusammengesetzt ergeben den »Bärenstand«. Der Bärenstand ist die Ausgangsposition für fast alle Übungen im Stehen. Im Alltag (Freizeit und Beruf) bedeutet er eine große Entlastung für die Wirbelsäule. Wir nennen ihn Bärenstand, weil Sie in dieser Position in physiologischer Gelenkstellung eine muskuläre Stabilisation erzielen, gewissermaßen stabil wie ein Bär stehen.

Der Bärenstand für viele Lebenslagen
Dies bedeutet jedoch nicht, das Sie immer im Bärenstand stehen sollen. Wenn jedoch mechanische Belastungen für die Wirbelsäule in Form von Heben, Schieben, Drücken oder Ziehen anstehen, dient der Bärenstand der sogenannten Autostabilisation. In dieser Position sind Waden-, Oberschenkel-, Gesäß- und untere Rückenmuskulatur angespannt. Dies bedeutet, die durch eine körperliche Belastung anfallenden Druck-, Zug- und Scherkräfte auf die Gelenke, insbesondere die Wirbelsäule, werden zum großen Teil durch die Muskulatur aufgefangen und nicht ungebremst an ihr passives Bewegungssystem weitergegeben. Außerdem sind Sie im Bärenstand besonders reaktionsfähig, um Ihre Standsicherheit zu erhalten und mögliche Bewegungsaktionen einzuleiten.

Wir sind uns sehr wohl der Gefahr bewusst, dass Sie bei den Koordinationsübungen im Schwierigkeitsgrad Bronze, die alle der Erarbeitung des Bärenstands dienen, folgende Gedanken haben: »Was soll der Mist, das bringt doch gar nichts!«, oder »Ich spüre doch gar nichts, bei einem richtigen Training muss der Muskel schmerzen!« Die Koordinationsübungen sind jedoch die unabdingbare Voraussetzung für ein effektives Training. Ohne eine saubere Beherrschung des Bärenstands ist ein gesundes Kraft-, Koordinations- und Beweglichkeitstraining nicht möglich.

Übungsreihe zum »Bärenstand«

Die Übungsreihe zur Erarbeitung des »Bärenstands« beginnt bei den Füßen und geht über folgende Gelenke nach oben:

- Fuß (Übung »kurzer Fuß«),
- Knie (Übungen »gebeugte Knie«, »Rasthoftoilette«, »Squat«)
- Becken (Übung »Becken in der Äquatorposition zwischen Nord- und Südpol«)
- Schulterblätter und Brustkorb (Übung »aufmerksame Schulter-blätter«)
- Kopf (Übung »Seehund mit Ball«)

Kurzer Fuß

Schwierigkeitsgrad Bronze

Um den Bärenstand zu perfektionieren, erarbeiten Sie zuerst den »kurzen Fuß«.

Ziel dieser Übung: aktiv das Fußgewölbe hochziehen

Bei der Übung »kurzer Fuß« stehen Sie schulterbreit, Ihre Fersen und die Ballen von Groß- und Kleinzehen sind gleichmäßig belastet und bilden so je drei Standpfeiler. In dieser Stellung ziehen Sie alle Zehen in Richtung Nasenspitze. Spüren Sie, wie besonders die Fußinnenkante hochgezogen wird und sich gewissermaßen ein Brücken-bogen zwischen den Standpfeilern bil-det. Ihr Fuß ist etwas kürzer geworden.

Danach sofort in den nächsten Übungsteil wechseln.

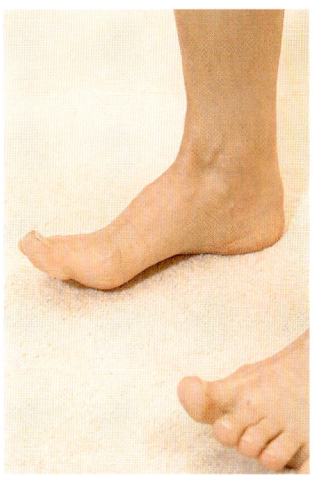

Kurzer Fuß

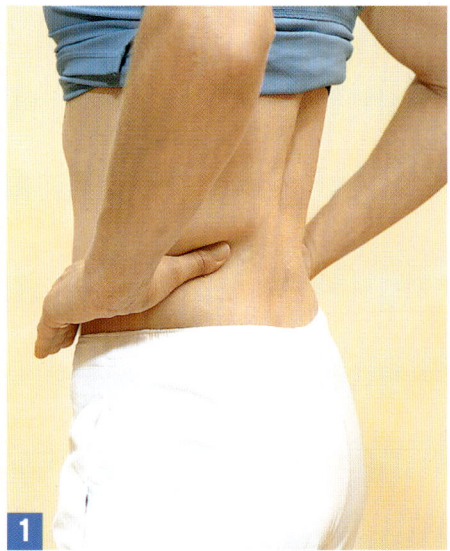

**Becken in der Äquator-
position zwischen Nord-
und Südpol**
Schwierigkeitsgrad Bronze

1 Aus dem schulter-
breiten Stand die Hände
auf Ihren Beckenkamm
legen, die Daumen zeigen
nach hinten, die Zeige-
finger nach vorn. Kippen
Sie Ihr Becken nach vorn
(»Südpol«) und richten es
über die Neutralstellung
(»Äquator«) auf zum
»Nordpol«. Der Äquator
sollte Ihre Wohlfühlposition (= Wohlfühllordose) in der Lendenwirbelsäule sein.
Danach sofort in den nächsten Übungsteil wechseln.

Aufmerksame Schulterblätter
Schwierigkeitsgrad Bronze
Ziel dieser Übung: die Aufrichtung Ihres oberen Rückens; damit erreichen Sie eine Balance von Muskelspiel und Haltung; so ganz nebenbei
macht es einen schönen Rücken und ergibt eine Wohlfühlposition

2 Ziehen Sie Ihre Schulterblätter nach hinten unten in Richtung
Gesäßtasche, Ihr Brustkorb hebt sich. Die maximal mögliche Position
ist bei dieser Übung nicht die beste, finden Sie bitte Ihre Wohlfühlposition. Hier gibt es keine falsche Position, Ihr Gefühl ist entscheidend.

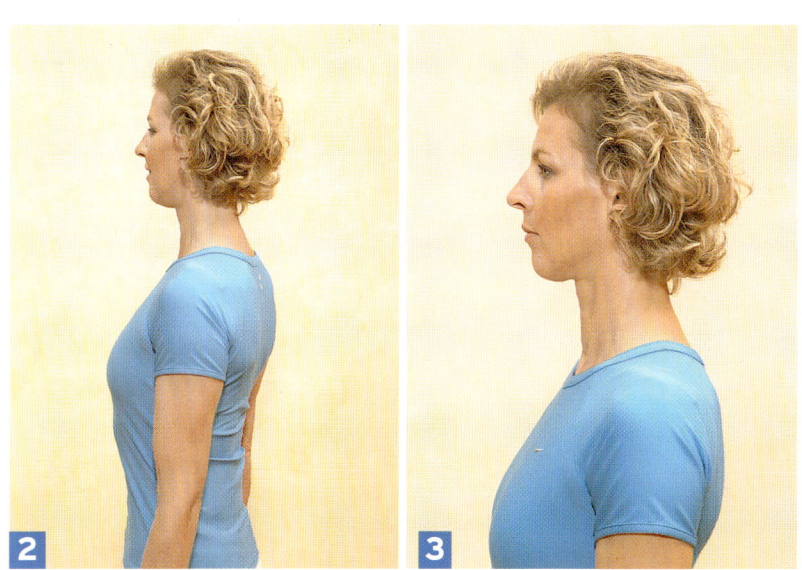

Zum Abschluss der Übung drehen Sie Ihre Handflächen nach vorn.
Führen Sie diese Übung 10-mal durch.
Danach sofort in den nächsten Übungsteil wechseln.

Seehund mit Ball
Schwierigkeitsgrad Bronze
Ziel dieser Übung: aktiv eine Wohlfühlposition für Ihren Kopf einnehmen; stellen Sie sich vor, Sie balancieren Ihren Kopf (der immerhin
zwischen drei bis fünf Kilogramm wiegt) wie ein Seehund einen Ball
auf der Schnauze balanciert – und zwar im labilen Gleichgewicht –
den ganzen Tag lang!

3 Aus dem schulterbreiten Stand nehmen Sie den Kopf gerade zurück und schieben ihn aus dieser Position nach oben, sodass der Na-

cken lang wird. Die maximal mögliche Position ist bei dieser Übung nicht die beste, finden Sie bitte Ihre Wohlfühlposition. Auch hier gibt es keine falsche Position, Ihr Gefühl ist entscheidend.

Wenn Sie alle Koordinationsübungen zusammensetzen, ist es geschafft – Sie stehen im Bärenstand! Die beiden Abbildungen zeigen Ihnen noch einmal den exakten Bärenstand von vorn bzw. in der Seitenansicht.

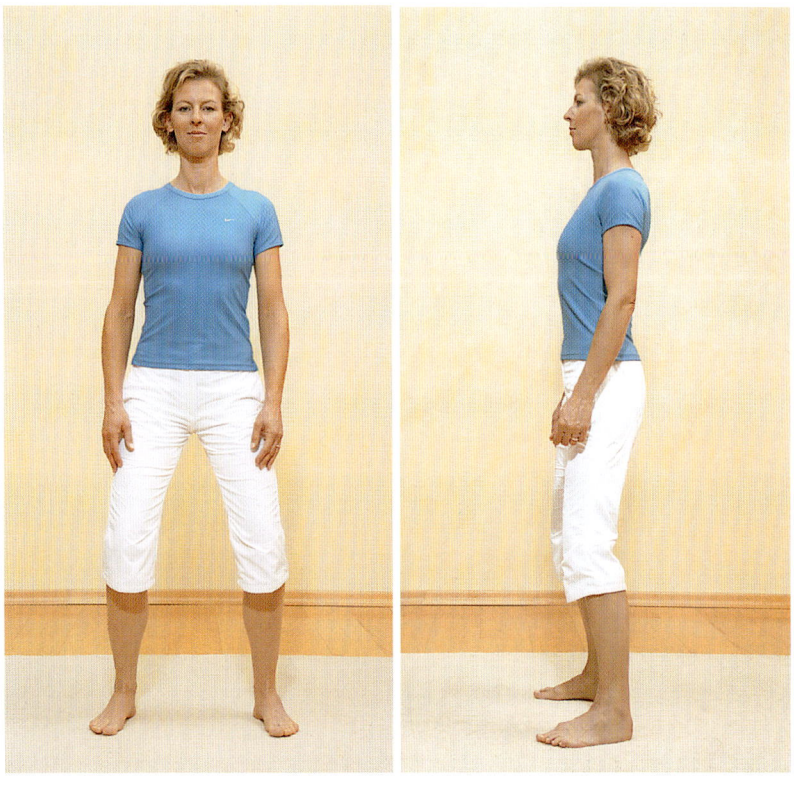

Zusammenfassung: der Bärenstand

Um die Ausführung des »Bärenstands« zu überprüfen, dient Ihnen folgende Checkliste:

- Füße stehen etwas breiter als schulterbreit.
- Drei Standpfeiler pro Fuß einnehmen.
- Das Gesäß wird leicht nach hinten geführt (»wie auf einer Rasthoftoilette«).
- Die Kniegelenke sind leicht gebeugt und stehen über den Sprunggelenken (Knie nicht in O- oder X-Beinstellung bringen).
- Das Becken wird durch Muskelspiel (Bauch-, Rücken- und Gesäßmuskulatur) in Mittelstellung stabilisiert.
- Die Brustwirbelsäule wird durch »aufmerksame Schulterblätter« aktiv aufgerichtet.
- Die Schultern werden aktiv nach hinten und unten gezogen, die Handflächen zeigen nach vorn.
- Der Kopf befindet sich in Wohlfühlposition.

Vom statischen zum dynamischen Bärenstandtraining

Nachdem Sie in den ersten vier Koordinationsübungen (»kurzer Fuß«, Becken in der Äquatorposition zwischen Nord- und Südpol«, »aufmerksame Schulterblätter« und »Seehund mit Ball«) den Bärenstand statisch erarbeitet haben, werden Sie in den folgenden Übungen den Bärenstand dynamisch trainieren.

Dies ist unbedingt notwendig, weil Sie in Freizeit und Berufsalltag viele Situationen erleben, bei denen Sie eine schnelle, dynamische Stabilisation der Wirbelsäule vornehmen müssen. Beispiele: Aufhalten einer zufallenden, schweren Kellertür, ein springendes Kind auffangen oder ballsportspezifische Belastungen beispielsweise beim Golf, Tennis, Badminton oder Fußball).

Bärenstand

Schwierigkeitsgrad Silber

Um den »Bärenstand« in der kontrollierten Dynamik zu automatisieren, führen Sie folgende Übung durch.

1 Nehmen Sie den »Bärenstand« ein und führen Sie einen kurzen
Check der Körperhaltung durch. Beginnen Sie, wie in der Liste S. 95
aufgeführt, bei den Füßen und wandern Sie dann Richtung Kopf. Anschließend rollen Sie sich stehend ein und wiederholen diese Übung.

Bärenstand und Prellen

Schwierigkeitsgrad Silber

Um den »Bärenstand« dynamisch zu automatisieren führen Sie folgende Übung durch.

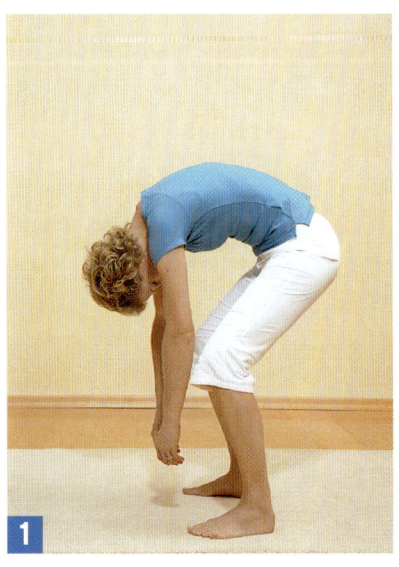
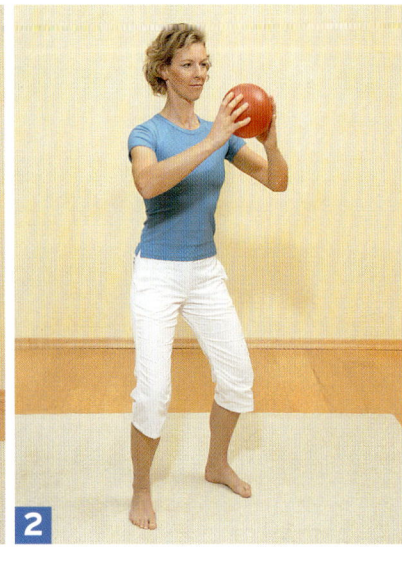

2 Prellen Sie im »Bärenstand« den Gymnastikball gegen eine Wand und fangen Sie den zurückprellenden Ball muskulär stabilisiert (ohne große Wackler) wieder auf.

Bärenstand, geschlossene Augen und labile Unterlage
Schwierigkeitsgrad Silber

3 Stehen Sie stabil im »Bärenstand« und schließen Sie dabei die Augen.

4 Stehen Sie stabil im »Bärenstand« auf einer labilen Unterlage.

5 Stehen Sie stabil im »Bärenstand« auf einer labilen Unterlage und schließen Sie dabei die Augen.

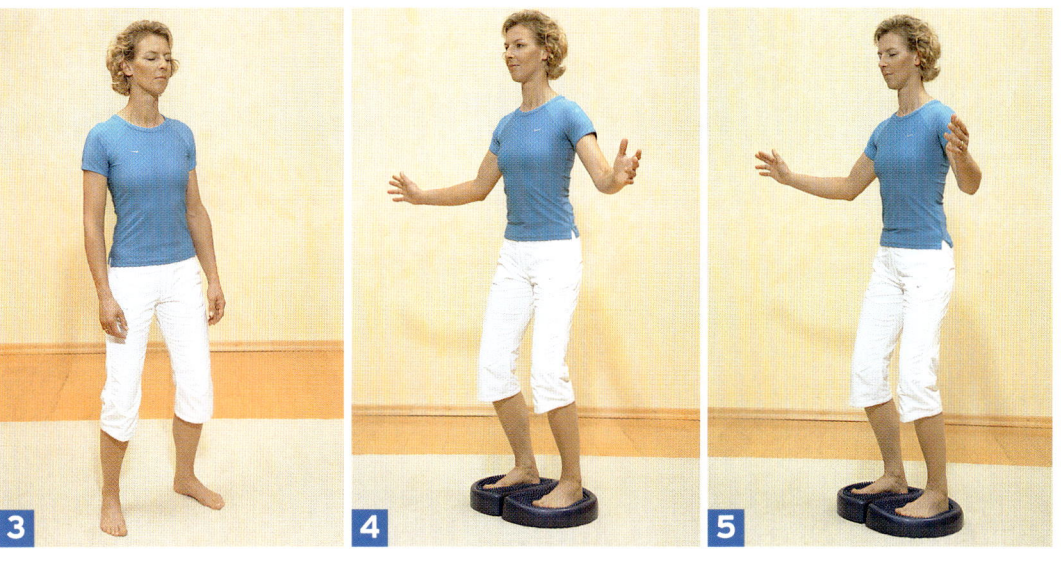

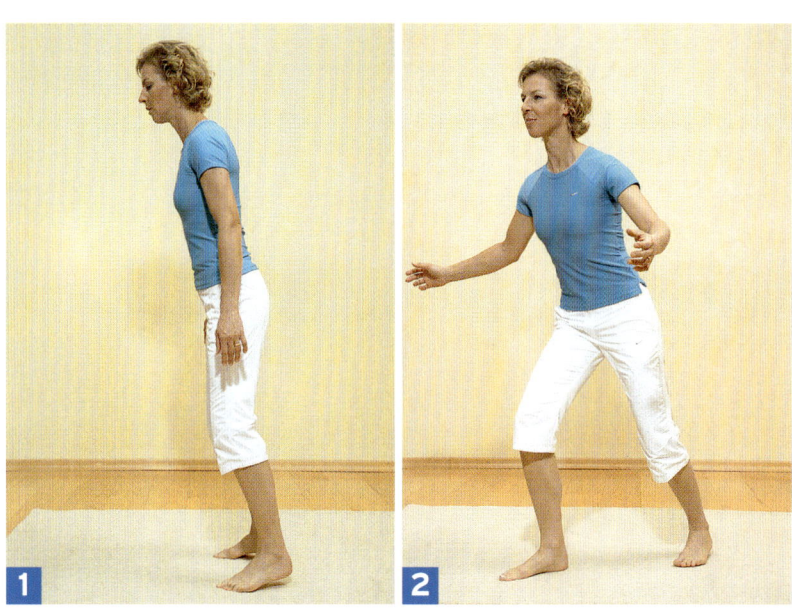

Bärenstand und pendeln
Schwierigkeitsgrad Silber

1 Stehen Sie im »Bärenstand« und pendeln Sie unter Rumpfstabilisation (feste Hüften) nach vorn und hinten, nach rechts und links sowie im Kreis.

Bärenstand und springen
Schwierigkeitsgrad Silber
Springen Sie während des Laufens in den stabilen »Bärenstand«.

2 Springen Sie während des Laufens in einen stabilen vorderen Ausfallschritt (Wechsel rechts und links).

3 Springen Sie während des Laufens in einen stabilen seitlichen Ausfallschritt (Wechsel rechts und links).

Einbeinstand
Schwierigkeitsgrad Gold

4 Stehen Sie mit dem Standbein leicht gebeugt im Einbeinstand. Knie und Hüfte des Spielbeins sind deutlich gebeugt. Führen Sie kreisende Bewegungen mit dem Spielbein durch. Danach Seitenwechsel.

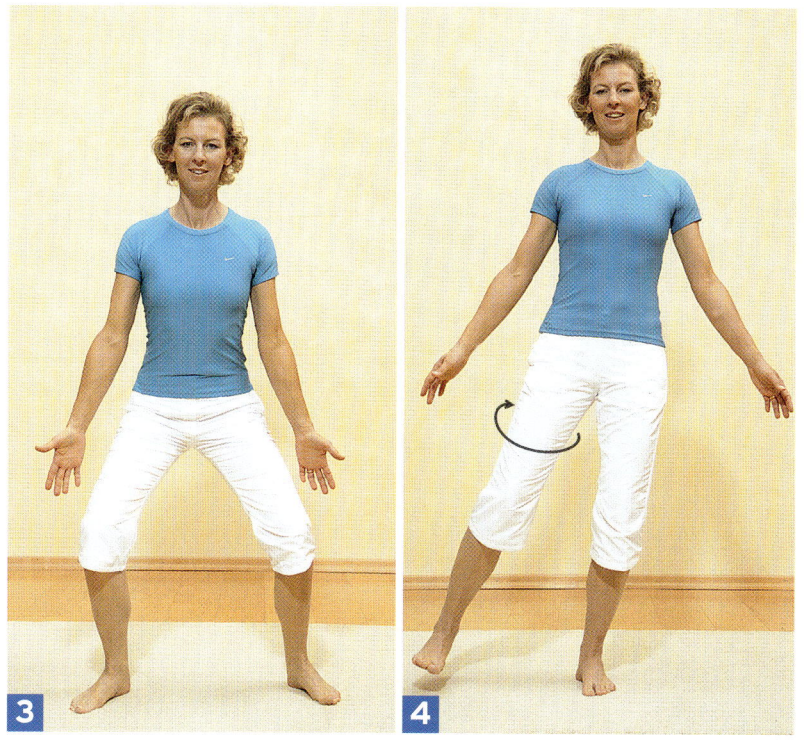

Einbeinstand und geschlossene Augen
Schwierigkeitsgrad Gold

1 Stehen Sie mit dem Standbein leicht gebeugt im Einbeinstand. Das Knie und die Hüfte des Spielbeins sind deutlich gebeugt, dann schließen Sie die Augen. Führen Sie kreisende Bewegungen mit dem Spielbein durch. Anschließend Seitenwechsel und das Ganze wiederholen.

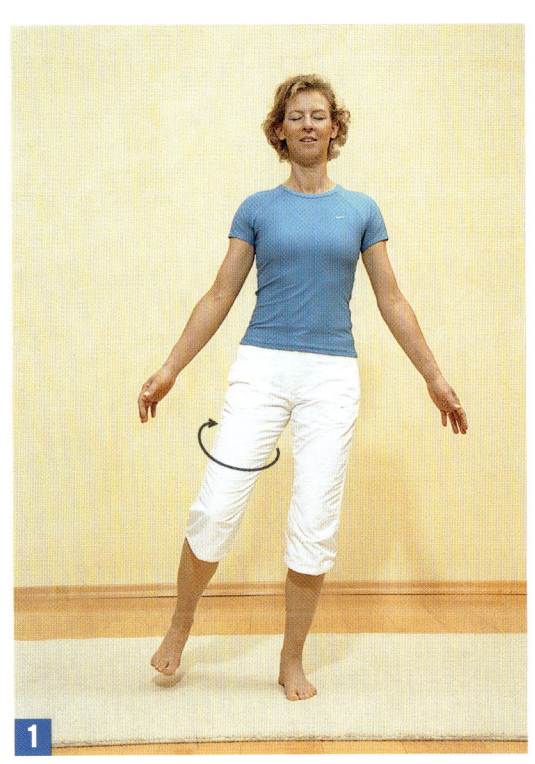

Einbeinstand und labile Unterlage
Schwierigkeitsgrad Gold

2 Stehen Sie mit dem Standbein leicht gebeugt im Einbeinstand auf einer labilen Unterlage. Das Knie und die Hüfte des Spielbeins sind deutlich gebeugt. Führen Sie kreisende Bewegungen mit dem Spielbein durch. Anschließend Seitenwechsel.
Steigerung: Die Übung mit geschlossenen Augen und auf einer labilen Unterlage ausführen.

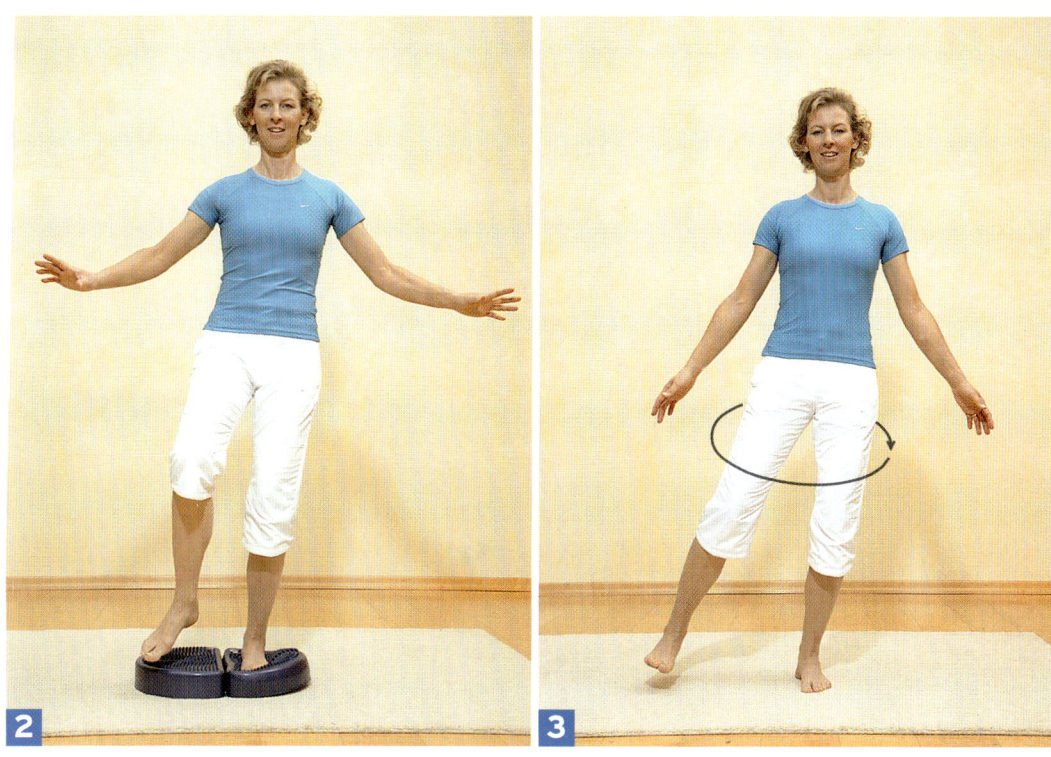

Einbeinstand und Drehung
Schwierigkeitsgrad Gold

3 Aus dem »Bärenstand« drehen Sie sich mit beiden Beinen um
die eigene Achse (360 Grad), anschließend nehmen Sie den Einbeinstand ein. Wiederum ist das Standbein im Knie leicht, das Spielbein
in Knie und Hüfte deutlich gebeugt. Bleiben Sie nach der Drehung
ruhig stehen. Anschließend Seitenwechsel.
Steigerung: Die Übung mit geschlossenen Augen durchführen.

Modul »Kraft«

Bei den Übungen, die mit einem Thera-Band durchgeführt werden, empfehlen wir die unten dargestellte Handfassung. Das Band wird flach in die Hand gelegt, nicht über die Finger, damit sie nicht gequetscht werden.

1 Das Ende des Übungsbands zeigt Richtung kleiner Finger, anschließend wird das Band um die Hand gewickelt und mit dem Daumen gegen ein Abrutschen gesichert.

2 Noch ein Tipp zum Krafttraining mit dem Thera-Band: Neben der Bandstärke, die durch unterschiedliche Farben gekennzeichnet wird, gibt es eine weitere Möglichkeit, den Widerstand des Bandes individuell anzupassen: Erhöhen oder reduzieren Sie die Vorspannung des Bandes für die jeweilige Übung. Dies erreichen Sie, indem Sie das Band enger bzw. weiter fassen oder sich bei einem an der Tür fixierten Band weiter entfernen bzw. annähern.

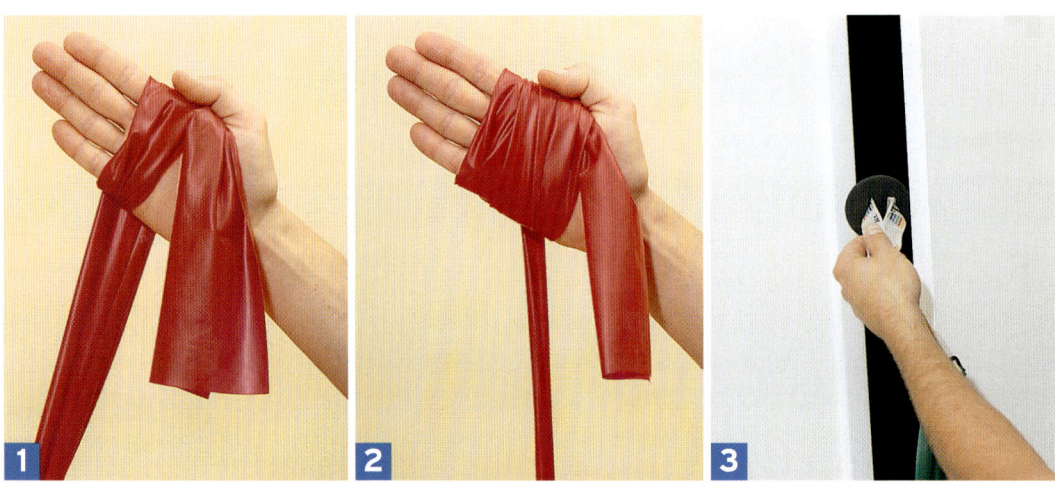

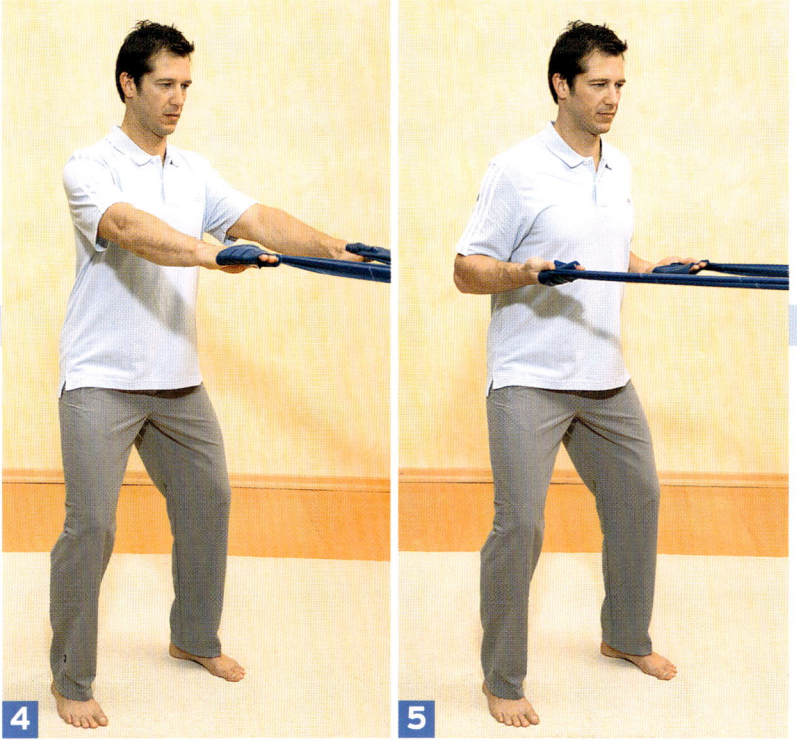

3 Der Assist (Assistent) ist eine Doppelschlaufe, die als Fixierungs-hilfe des Bandes z. B. an der Tür dienen kann. Achtung: Während des Trainings sollte gewährleistet sein, dass die Tür nicht geöffnet wird.

Obere Rückenmuskulatur

Ruderzug
Schwierigkeitsgrad Bronze
trainierte Muskelgruppen: obere und untere Rückenmuskulatur
Thera-Band wird mittels eines Assists oder einer Türklinke in mittlerer Höhe fixiert.

4 Ihre Ausgangsposition ist der »Bärenstand«. Spannen Sie das Band auf die von Ihnen gewünschte Spannung vor und ziehen Sie die Bandenden unter Beugung im Ellenbogen dicht am Körper vorbei.

5 Die Handflächen zeigen in der Endposition nach oben, der Unterarm stellt die Verlängerung des Bandes dar, die Handgelenke sind nicht abgeknickt. In der Endposition ziehen die Schulterblätter nach hinten und unten »in die Gesäßtasche«.

Lange Retros
Schwierigkeitsgrad Bronze
trainierte Muskelgruppen: obere und untere Rückenmuskulatur

1 Ihre Ausgangsstellung ist der »Bärenstand«, der Rücken ist aufgerichtet. Das Thera-Band wird mittels eines Assists oder einer Türklinke
in mittlerer Höhe fixiert.

2 Nehmen Sie eine Spannung des Bandes vor und ziehen Sie dann
das Band mit gestreckten Armen seitlich am Körper vorbei. Die Hand-

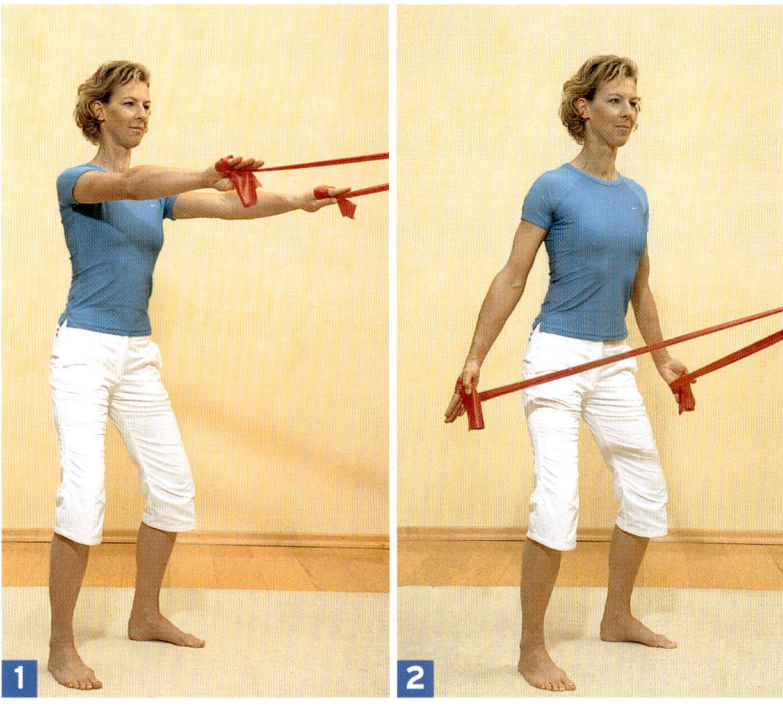

flächen zeigen in der Endposition nach vorn, die Handgelenke sind nicht abgeknickt.

Lat-Zug vorgebeugt
Schwierigkeitsgrad Bronze
trainierte Muskelgruppen: obere und untere Rückenmuskulatur, hinterer Schultergürtel
Sie stehen im »Bärenstand«, das Band ist auf Kopfhöhe mittels Assists fixiert, je ein Bandende liegt in einer Hand, der Oberkörper ist aufgerichtet, aber in der Hüfte weit nach vorn gebeugt.

3 Ziehen Sie das Band von vorn seitlich am Körper vorbei, die Handflächen zeigen in der Endposition nach vorn und unten, die Handflächen sind nicht abgeknickt.

Tipp: Beim Krafttraining immer im Bärenstand stehen – so sind Sie muskulär stabilisiert. Dadurch entlasten Sie die Wirbelsäule und trainieren gleichzeitig die wirbelsäulenstabilisierende Muskulatur.

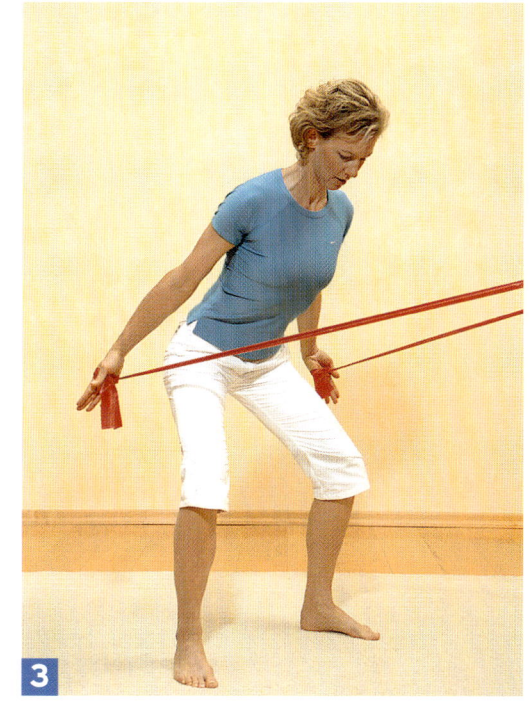

3

Cable-Cross
Schwierigkeitsgrad Bronze
trainierte Muskelgruppen: obere Rückenmuskulatur, Außenrotatoren

1 Aus dem »Bärenstand«, auf der Mitte des Bandes stehend, fassen Sie die Bandenden überkreuzt. Handflächen zeigen nach oben.

2 Führen Sie Ihre Arme über vorn nach oben außen, der Brustkorb hebt sich dabei.

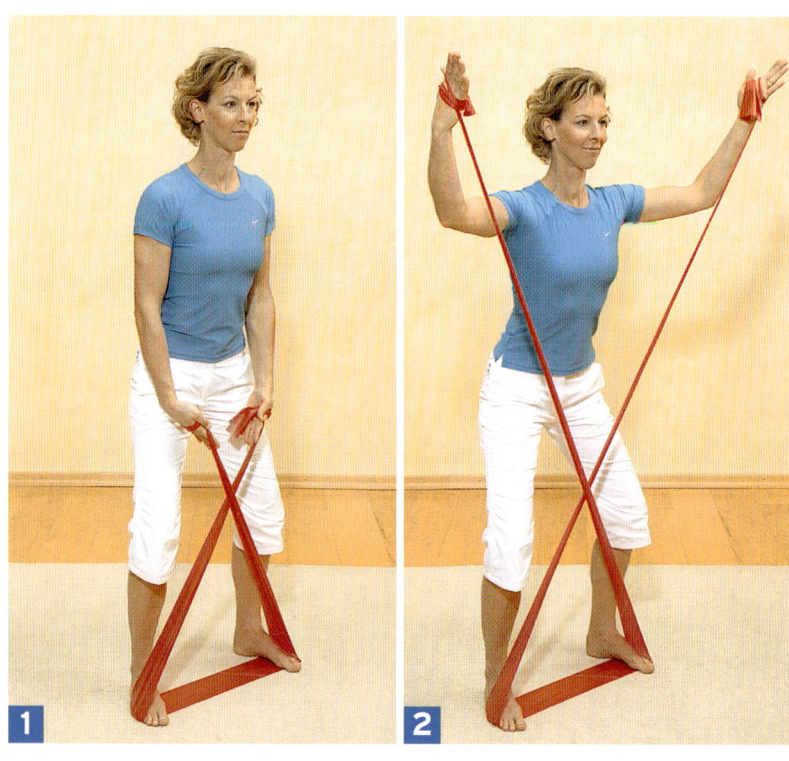

Cable-Cross mit Außenrotation
Schwierigkeitsgrad Bronze
trainierte Muskelgruppen: obere Rückenmuskulatur, Außenrotatoren
Aus dem »Bärenstand«, auf der Mitte des Bandes stehend, nehmen
Sie die Enden des Bandes überkreuzt in die Hände. Die Handflächen
zeigen nach oben.

3 Durch die betonte Aufmerksamkeit auf die Schulterblätter führen
Sie Ihre Arme nach außen und unterstützen diese Bewegung zusätzlich durch die Auf-
richtung Ihres Brust-
korbs.

Tipp: Die Bewe-
gungsgeschwindig-
keit bei den Kraft-
übungen sollte
langsam, kontrolliert
und gleichmäßig
sein.
Während der nach-
lassenden Phase (der
sogenannten exzen-
trischen Kontraktion)
lassen Sie das Band
bzw. das Gewicht
nicht schnell, son-
dern kontrolliert
nach in die Aus-
gangsposition.

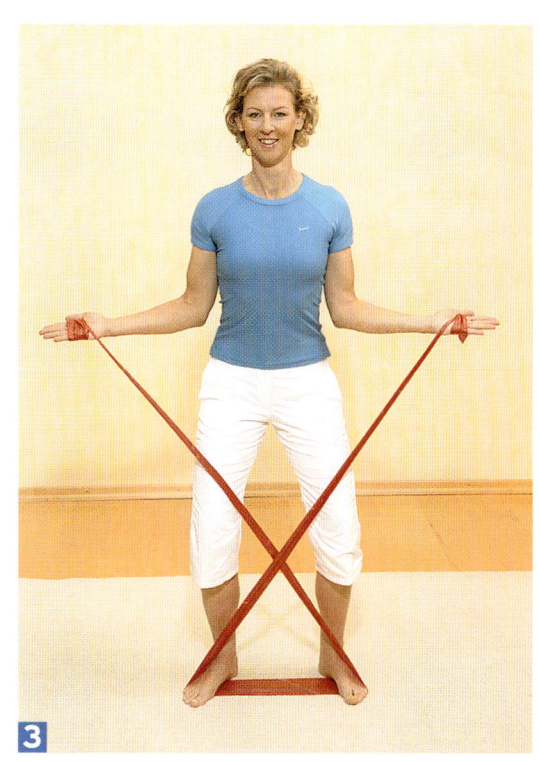

3

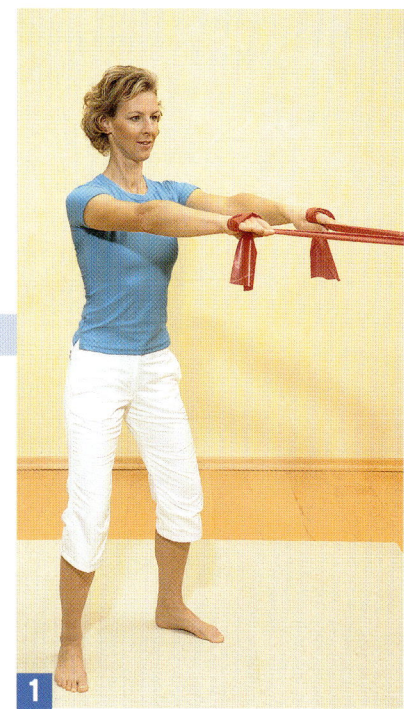

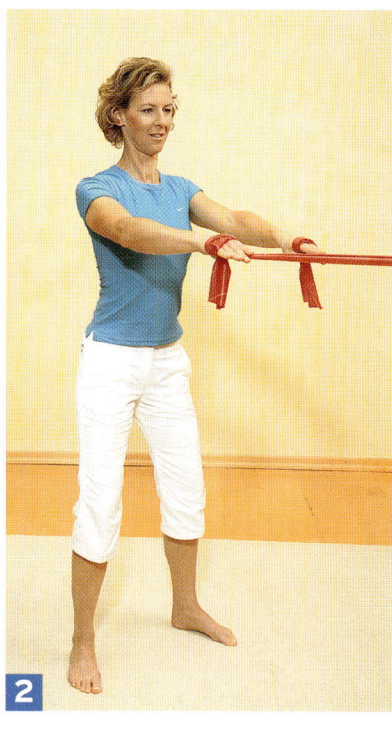

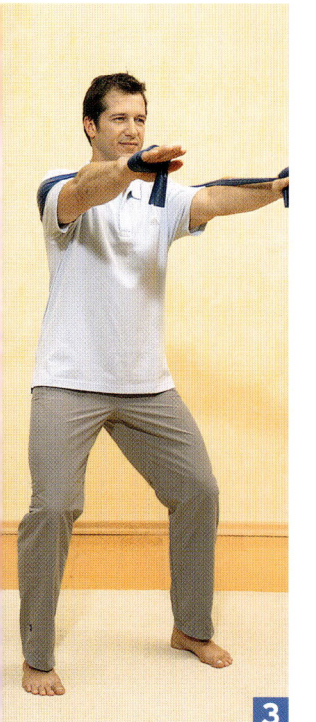

Schulterblattschleicher
Schwierigkeitsgrad Bronze
trainierte Muskelgruppen: obere Rückenmuskulatur

1 Ausgangsstellung ist der »Bärenstand«, das Thera-Band wird mittels eines Assists oder einer Türklinke in mittlerer Höhe fixiert.

2 Aus dem »Bärenstand« nehmen Sie je ein Bandende in die Hand und eine deutliche Vorspannung des Bandes auf. Ziehen Sie Ihre Schulterblätter (und nur diese) nach hinten und unten »in die Gesäßtasche«. Diese Übung hat nur eine kleine Bewegungsamplitude, wichtig ist, dass die Ellenbogengelenke nicht gebeugt werden.

Schulterpresse stehend
Schwierigkeitsgrad Silber
trainierte Muskelgruppen: vorderer Schultergürtel

3 Aus dem »Bärenstand« strecken Sie Ihre Arme aus der U-Form mit der Handfläche nach vorn zeigend nach schräg oben. Der Rücken ist während der gesamten Übung gerade.

Außenrotation
Schwierigkeitsgrad Silber
trainierte Muskelgruppen: Außenrotatoren

4 Aus dem »Bärenstand« nehmen Sie das Band gewickelt etwa schulterbreit in die Hände, die Handflächen zeigen nach oben.

5 Anschließend führen Sie die Unterarme nach außen, der Ellenbogen bildet jeweils die Drehachse und bleibt am Rumpf.

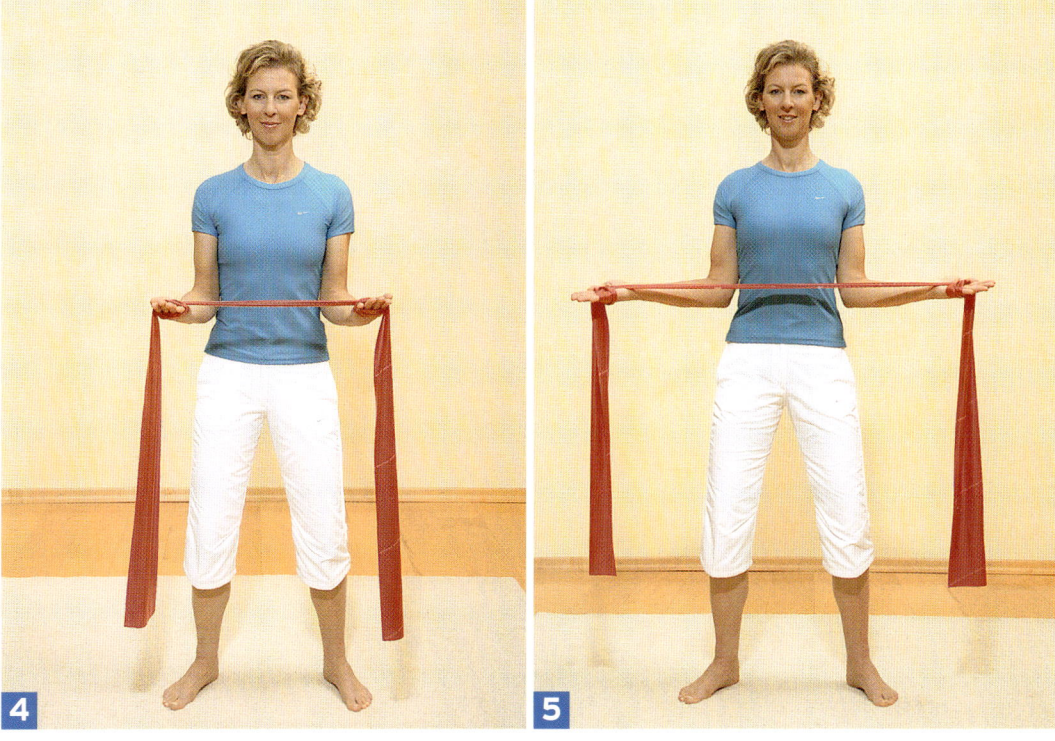

Verkehrspolizist
Schwierigkeitsgrad Silber
trainierte Muskulatur: obere Rückenmuskulatur

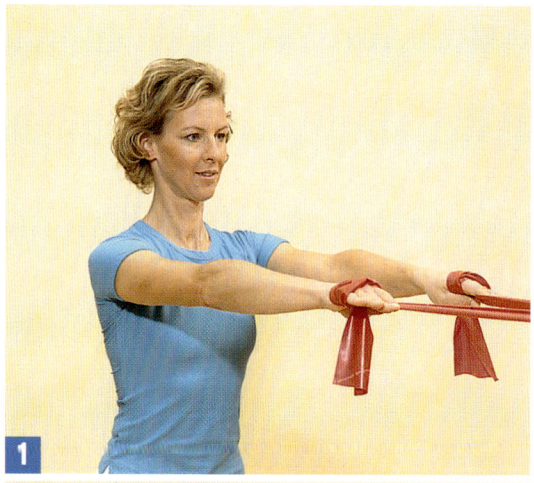

1 Ausgangs-
stellung für diese
Übung ist der
»Bärenstand«
(siehe S. 90 f.),
das Thera-Band
wird mittels eines
Assists oder einer
Türklinke in mittle-
rer Höhe fixiert.

2 Aus dem
»Bärenstand« neh-
men Sie je ein
Bandende in die
Hand, die Arme
werden bei be-
tonter Aufmerk-
samkeit auf die
Schulterblätter in
U-Halte nach hin-
ten gezogen, die
Aufrichtung des
Brustkorbs unter-
stützt diese Bewe-
gung zusätzlich.

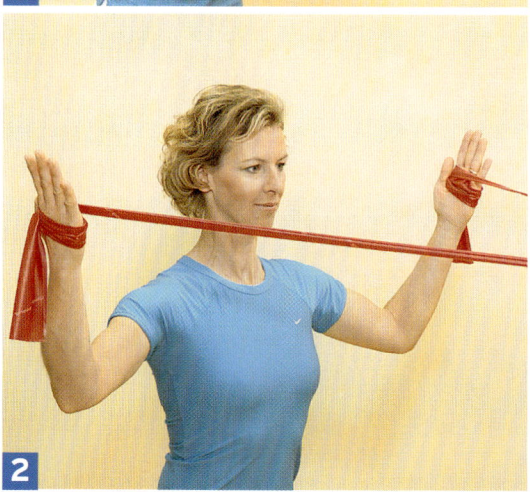

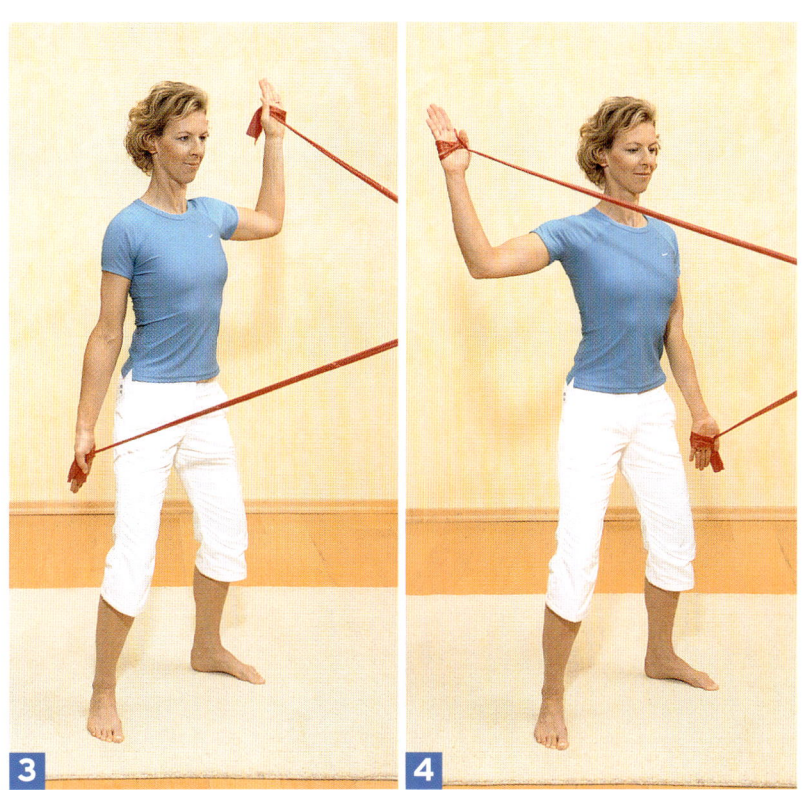

Kombination Verkehrspolizist und lange Retros
Schwierigkeitsgrad Gold
trainierte Muskelgruppen: obere und untere Rückenmuskulatur
Diese Übung stellt eine Kombination der »langen Retros« (siehe
S. 104 f.) und des »Verkehrspolizisten« (S. 110) dar. Ausgangsstellung
ist der »Bärenstand«.

3 + **4** Jeder Arm übernimmt abwechselnd eine dieser Übungen.

Halsstreckung mit Thera-Band
Schwierigkeitsgrad Gold
trainierte Muskelgruppen: Nackenmuskulatur

1 In der Schrittstellung haben Sie das Band um den Hinterkopf gelegt und fixieren es mit beiden Händen an der Wand. Der Kopf ist dabei leicht nach vorn geneigt, Sie spüren eine leichte Dehnung.

2 Gegen den Widerstand des Bandes wird der Kopf nach hinten aufgerichtet.

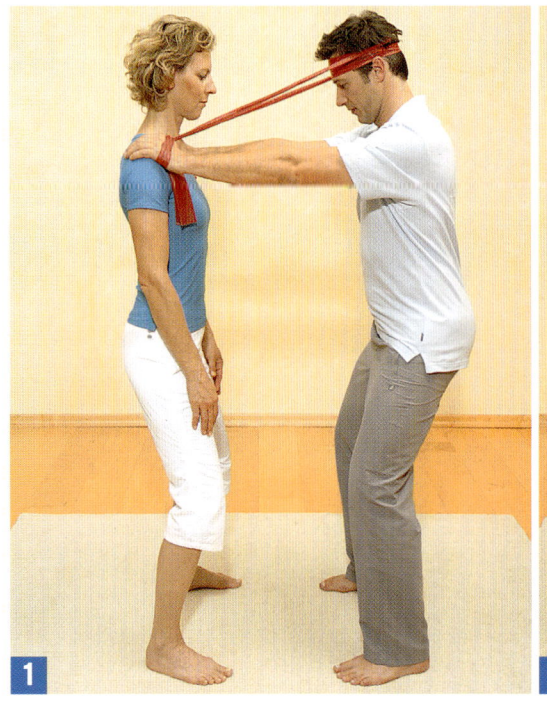

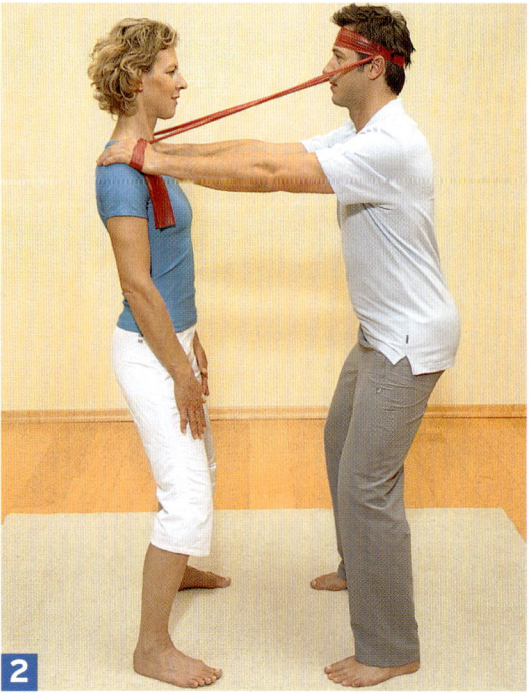

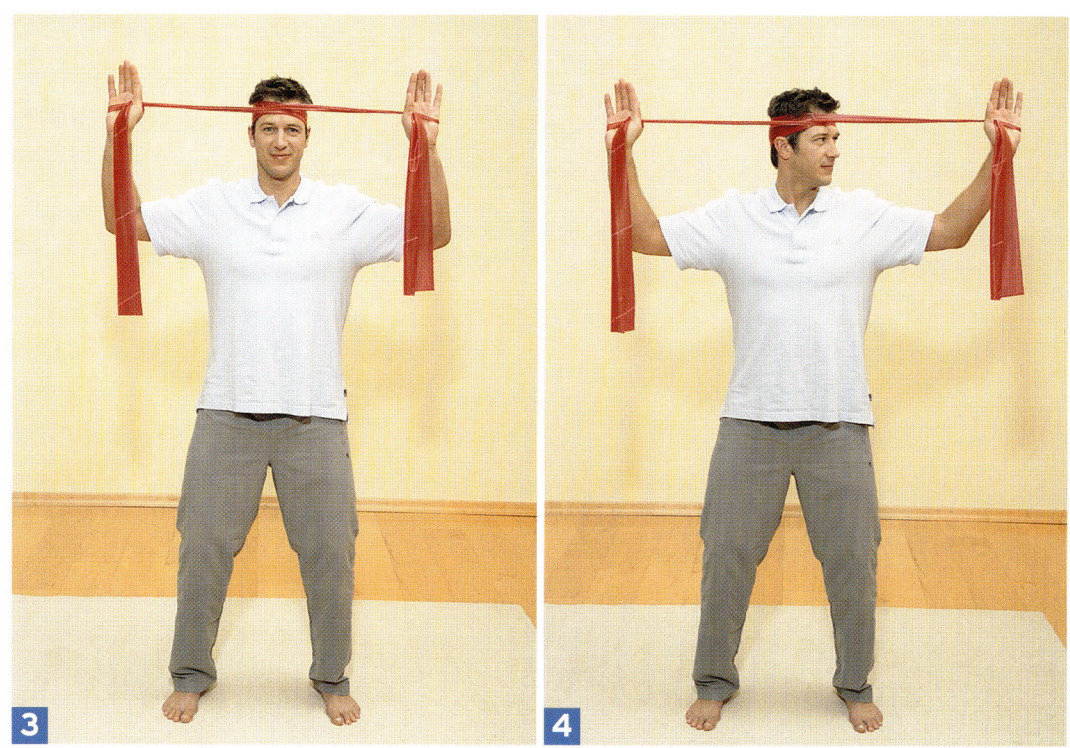

Halswirbelsäulenrotation mit Thera-Band
Schwierigkeitsgrad Gold
trainierte Muskelgruppen: Schulter- und Nackenmuskulatur

3 Ihre Ausgangsstellung ist der »Bärenstand«. Das Thera-Band wird von hinten flächig um den Kopf gewickelt.

4 Gegen den Widerstand des Bandes wird der Kopf nun langsam nach rechts und links gedreht.

Bauchmuskulatur

Der Crunch (deutsch: »zerknittern«) bildet die Basisübung für das Training der Bauchmuskulatur. Die Übung zeichnet sich durch eine hohe Funktionalität aus. Je nach Variante werden fast ausschließlich der obere und/oder untere Anteil als auch der gerade und/oder schräge Anteil der Bauchmuskulatur trainiert.

Die Intensität der Übung beim Crunch lässt sich durch die Armhaltung von leicht bis schwer differenzieren. Die Führung der Arme nach hinten bewirkt eine Veränderung des Lastarms und erschwert die Ausführung.

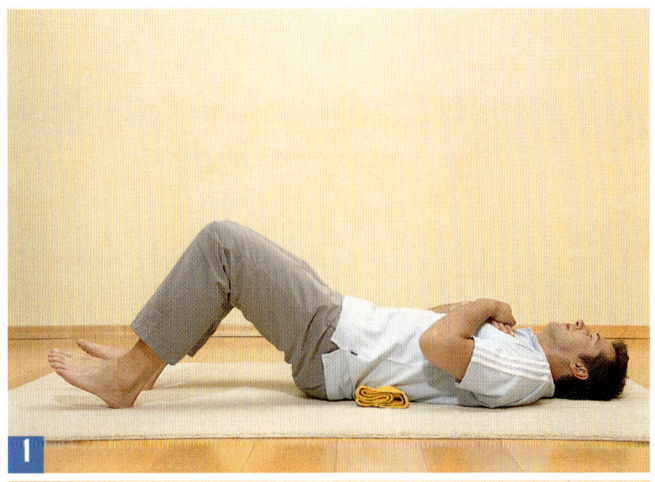

Bauch-Stütze

Schwierigkeitsgrad Bronze
trainierte Muskelgruppen: gerade Bauchmuskulatur

1 Ausgangsposition ist die Rückenlage, die Beine sind angewinkelt und aufgestellt, die Fersen werden in den Boden gedrückt. Der Tunnel in der Lendenwirbelsäule (sogenannte Lendenlordose) wird gegen das unter der Lendenwirbelsäule be-

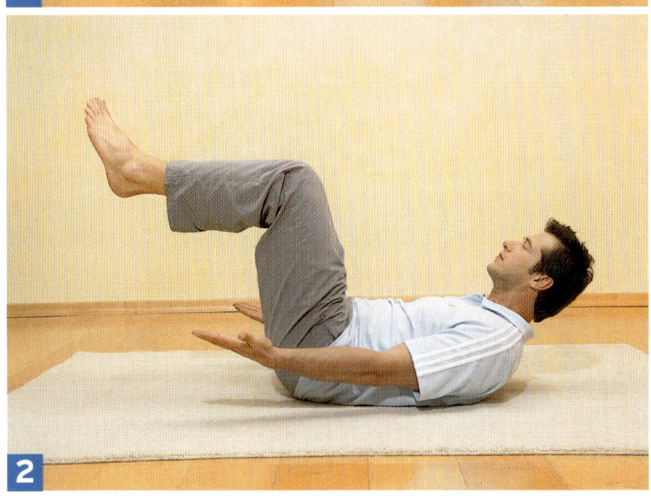

findliche zusammengerollte Handtuch gedrückt. Die Spannung auf-
rechterhalten und dann wieder loslassen.

Gerader Crunch
Schwierigkeitsgrad Bronze
trainierte Muskulatur: gerade Bauchmuskulatur

2 Ausgangsposition ist die Rückenlage, Ober- und Unterschenkel
bilden einen rechten Winkel, werden aber nicht auf den Boden abgelegt. Die Arme werden in der Aufwärtsbewegung vom Boden abgeho-
ben, Handflächen zeigen nach oben. Gleichzeitig mit den Armen
heben Sie Kopf und Brustwirbelsäule an. Das Kinn wird in der Endposition nicht Richtung Brust gezogen. In der Abwärtsbewegung den
Oberkörper nicht vollständig ablegen, es bleibt eine kontinuierliche
Bauchmuskelspannung.
Variante: Sollten sich Beschwerden in der Halswirbelsäule einstellen,
empfehlen wir die folgende Variante.

3 Gleiche Ausgangsposition
auf Matte oder Badetuch, mit
beiden Händen die oberen Enden der Matte bzw. des Tuches
fassen und während der Aufrichtung den Kopf auf der Matte
bzw. dem Badetuch ablegen.

Tipp: Nicht in eine Pressatmung
verfallen! Atmen Sie während
der Übung bewusst und freud-
voll!

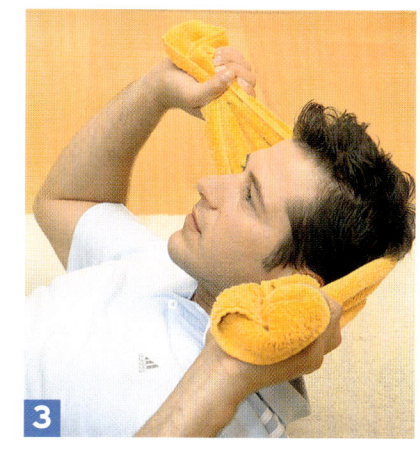

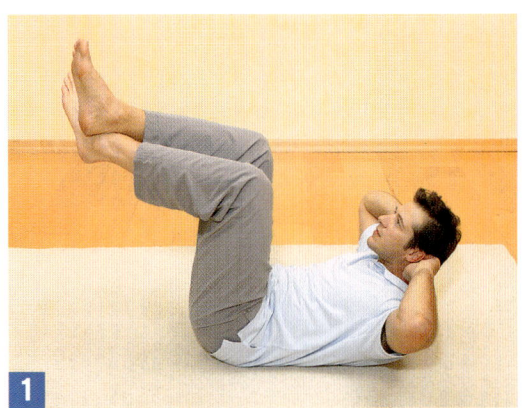

Gerader Crunch mit Ohrgriff
Schwierigkeitsgrad Bronze bis Silber
trainierte Muskulatur: gerade Bauchmuskulatur
Ausgangsposition ist die Rückenlage, Ober-
und Unterschenkel bilden einen rechten
Winkel, werden aber nicht auf dem Boden
abgelegt. Die Hände sind nicht hinter dem
Kopf verschränkt, sondern sie greifen jeweils
an ein Ohr.

1 Aus dieser Position werden die Arme,
der Kopf und die Brustwirbelsäule nach oben
geführt. Das Kinn am Umkehrpunkt nicht
Richtung Brust ziehen. In der Abwärtsbewegung legen Sie den Oberkörper nicht vollständig ab, eine kontinuierliche Bauchmuskelspannung bleibt bestehen.

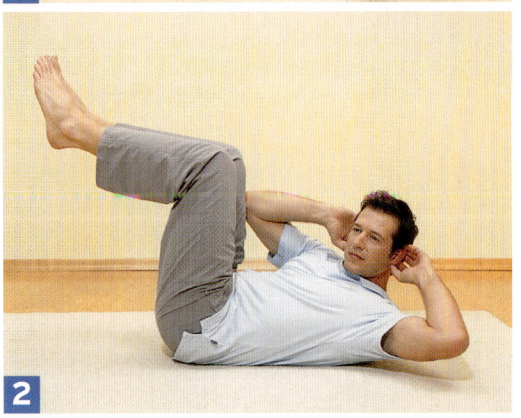

Schräger Crunch mit Ohrgriff
Schwierigkeitsgrad Silber,
trainierte Muskulatur: gerade und schräge
Bauchmuskulatur
Ausgangsposition ist die Rückenlage, Ober- und Unterschenkel bilden
einen rechten Winkel, werden aber nicht auf dem Boden abgelegt.
Die Hände werden nicht hinter den Kopf gelegt, sondern fassen die
Ohren.

2 Aus dieser Position werden die Arme, der Kopf und die Brustwirbelsäule diagonal (rechter Ellenbogen Richtung linkes Knie und

bzw. gegengleich) nach oben geführt. Das Kinn am Umkehrpunkt nicht Richtung Brust ziehen. In der Abwärtsbewegung den Oberkörper nur ganz kurz ablegen, eine kontinuierliche Bauchmuskelspannung bleibt bestehen.

Maikäfer
Schwierigkeitsgrad Silber
trainierte Muskelgruppen:
gerade Bauchmuskulatur

3 Ausgangsposition ist die Rückenlage. Strecken Sie das rechte Bein nah über der Matte aus, während Sie das linke Bein anziehen. Die Arme vollziehen eine gegensätzliche Bewegung: Führen Sie den linken Arm gestreckt nach hinten, während Sie den rechten Arm nach vorn strecken. Der Kopf bleibt während der Übung immer von der Matte gelöst.

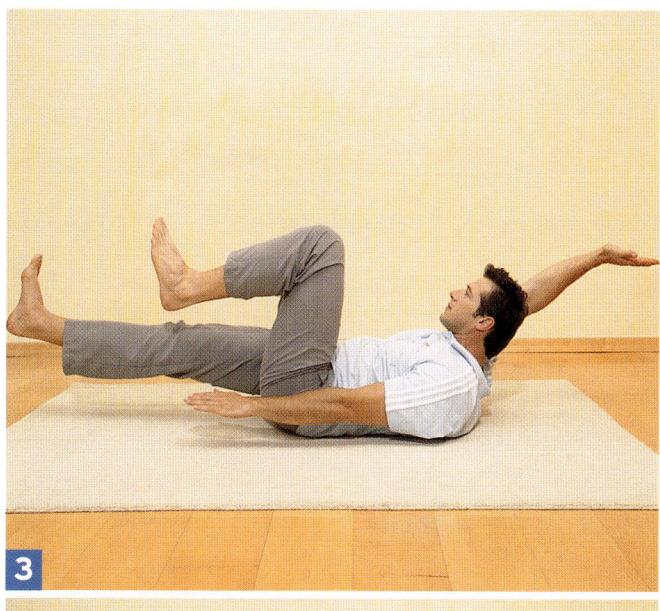

4 Die Übung wird im stetigen Wechsel bis zur muskulären Ermüdung durchgeführt.

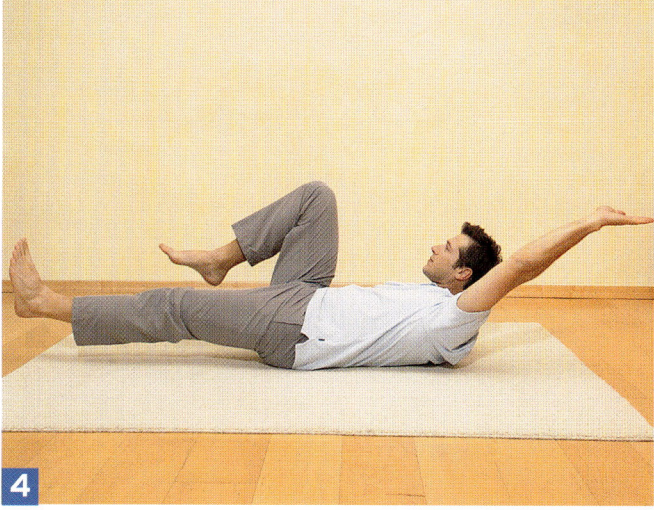

Rumpfrotation gegen Thera-Band
Schwierigkeitsgrad Gold
trainierte Muskulatur: schräge Bauchmuskulatur

1 Ausgangsstellung ist der »Bärenstand«, das Thera-Band wird mittels eines Assists oder einer Türklinke in mittlerer Höhe fixiert.

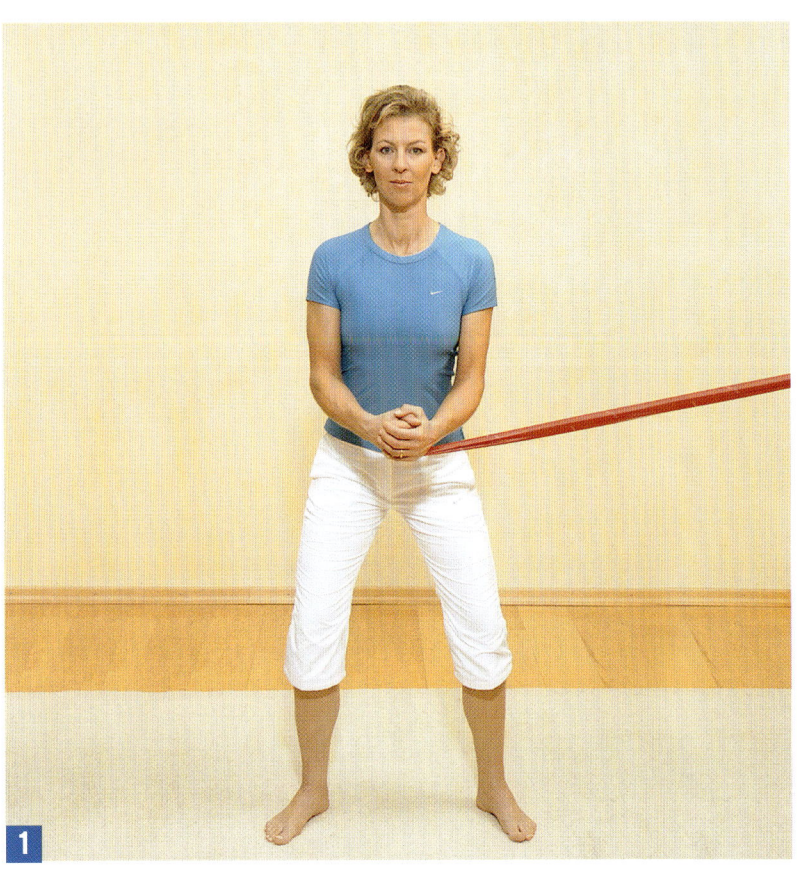

Aus dem »Bärenstand« nehmen Sie das doppelte Band in beide
zusammengeführten Hände, etwa auf Bauchnabelhöhe.

2 Drehen Sie den Oberkörper mit den Armen als Block vom Band
weg, bis der Oberkörper und die davorliegenden Hände über dem
entgegengesetzten Bein ankommen. Anschließend Seitenwechsel.

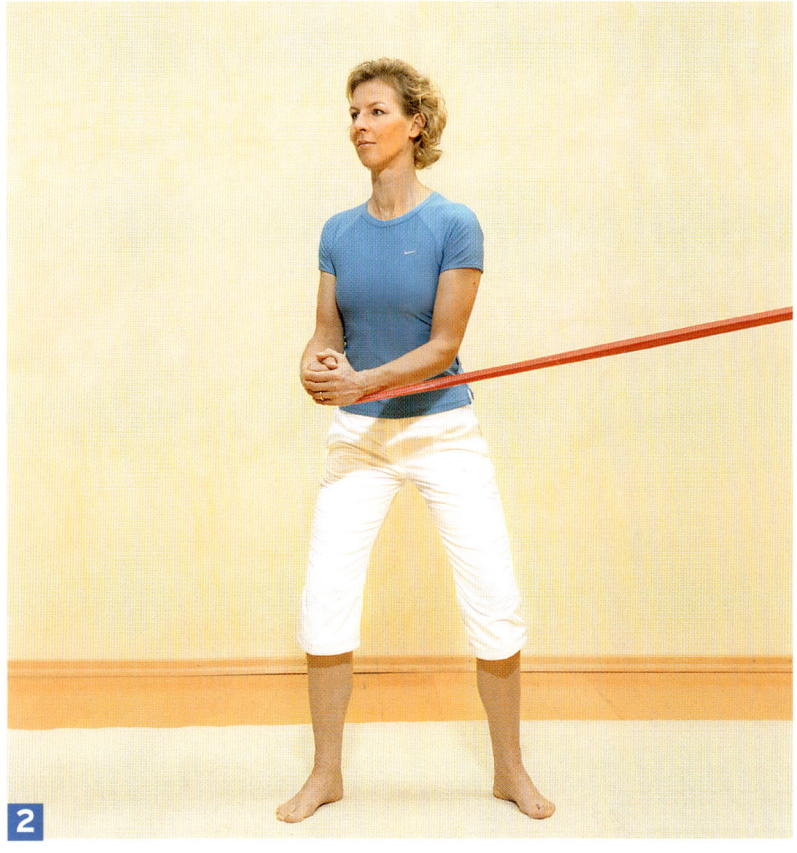

Untere Rückenmuskulatur
Vierfüßlerstand

Schwierigkeitsgrad Bronze, »Vierfüßlerstand«
trainierte Muskelgruppen: untere Rückenmuskulatur, Gesäß- und
Beinmuskulatur

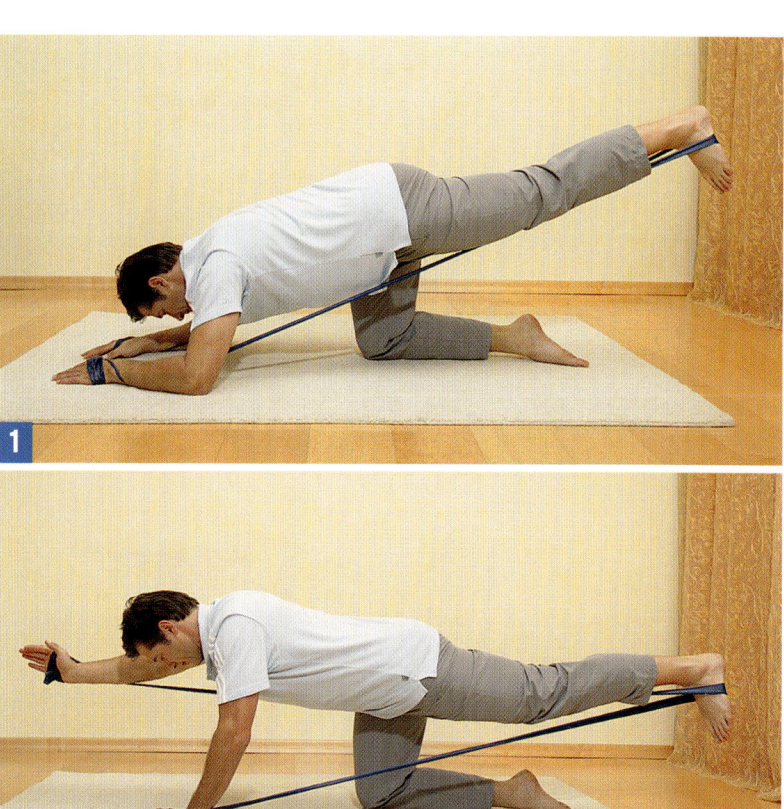

Nachdem Sie im Vierfüßlerstand das Band mittig und doppelt um einen Fuß gewickelt haben, greifen Sie die Enden des Übungsbands.

1 Strecken Sie das Bein gegen die Bandspannung nach hinten. Es stellt die Verlängerung der Wirbelsäule dar. Dann Seitenwechsel.

2 **Steigerung:** Der Schwierigkeitsgrad dieser Übung steigert sich zu Silber, wenn Sie zusätzlich den diagonalen Arm strecken.

Seitstütz
Schwierigkeitsgrad Bronze
trainierte Muskelgruppen: Bauch-, Bein- und Schultermuskulatur

3 In Seitlage mit beiden Armen abstützen, das Gesäß anheben, bis der Körper eine Linie bildet. Halten Sie die Spannung, gehen Sie langsam bis kurz vor den Boden zurück und wiederholen Sie das Ganze. Nach entsprechender Wiederholungszahl Seitenwechsel.

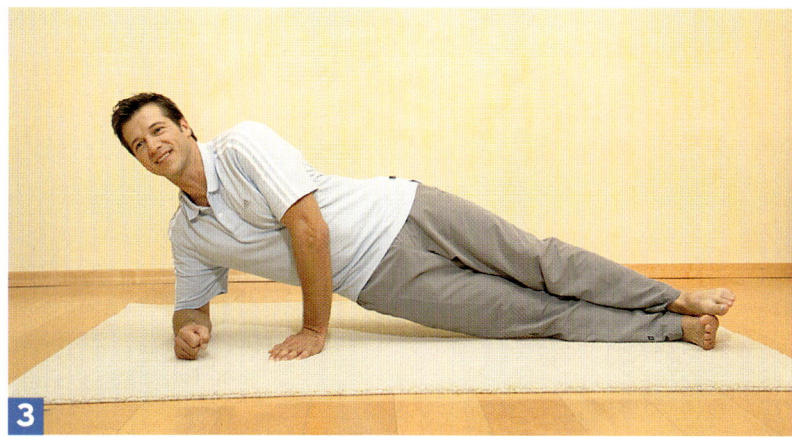

1 **Steigerung 1:** Diese Übung wird zum Schwierigkeitsgrad Silber, wenn Sie sich nur mit dem Unterarm abstützen. Achten Sie hierbei unbedingt auf »aufmerksame Schulterblätter«.

2 **Steigerung 2:** Der Schwierigkeitsgrad Gold wird erzielt, wenn Sie zusätzlich am Umkehrpunkt das obere Bein anheben.

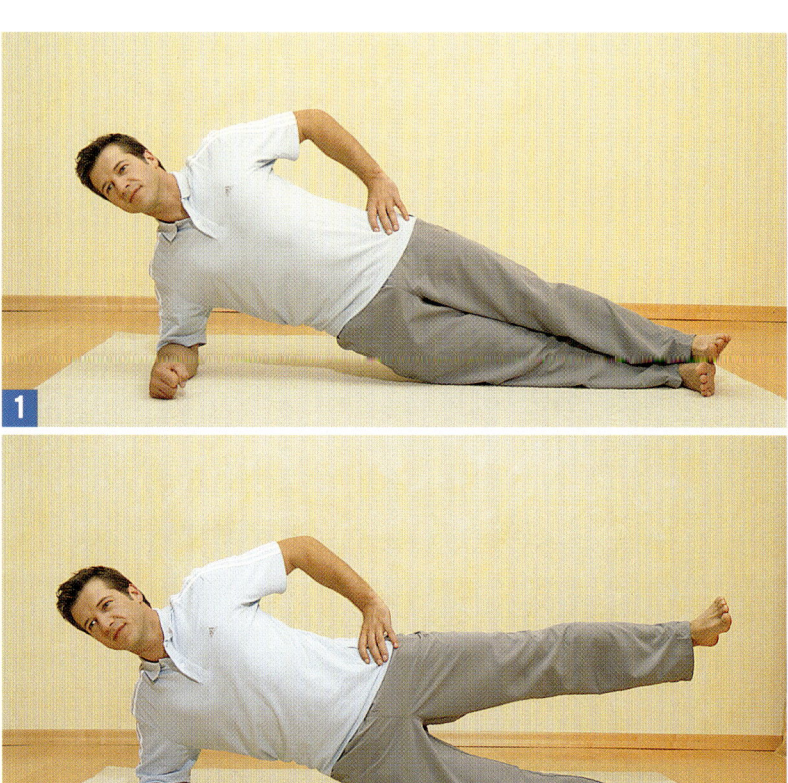

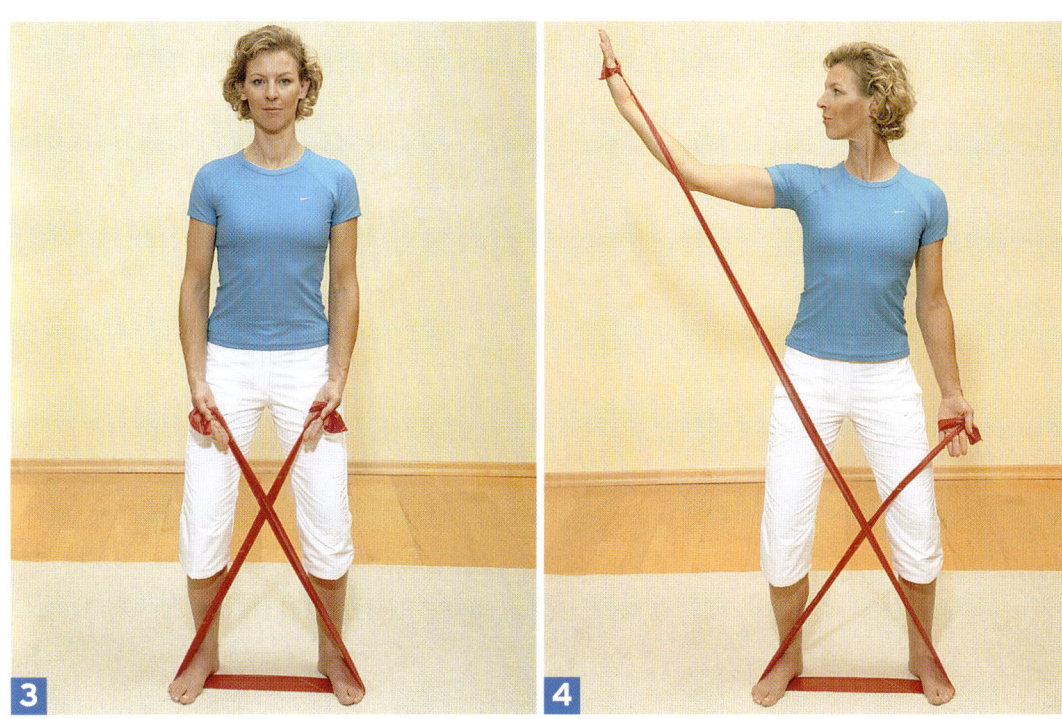

Morgengruß

Schwierigkeitsgrad Bronze

trainierte Muskelgruppen: obere und untere Rückenmuskulatur

3 Sie stehen im »Bärenstand« auf dem Band und halten die Bandenden überkreuzt. Die Handflächen sind nach oben geöffnet.

4 Führen Sie einen Arm gegen die Bandspannung nach oben hinten und schauen Sie Ihrer Hand hinterher. Das Becken bleibt in seiner Wohlfühlposition. Anschließend Seitenwechsel.

Hyperextension mit Ohrgriff, kurzer Hebel auf dem Sitzball
Schwierigkeitsgrad Bronze
trainierte Muskelgruppen: obere und untere Rückenmuskulatur,
Gesäßmuskulatur
Legen Sie sich in Bauchlage auf den Gymnastikball und stellen Sie
die Fußspitzen auf. Legen Sie Ihr gesamtes Körpergewicht auf dem
Ball ab, sodass Ihr Rücken sich rundet.

1 Fassen Sie Ihre Ohren und richten Sie den Oberkörper auf, bis er
eine gerade Linie mit Ihren Oberschenkeln bildet.
Info: Der Bronze-Schwierigkeitsgrad wird durch einen kurzen Hebel
(Lastarm des Oberkörpers ist nicht so lang) bestimmt.

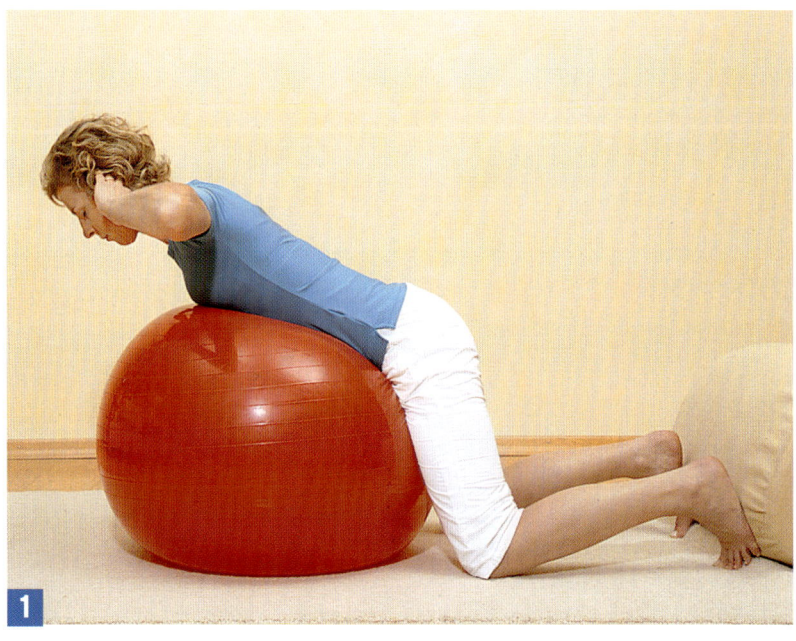

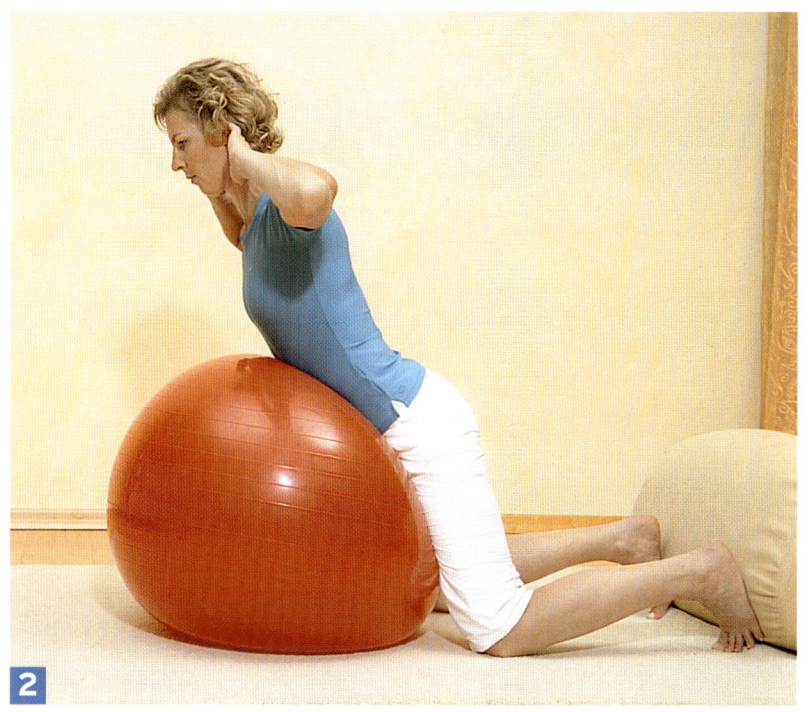

2

**Hyperextension mit Ohrgriff, mittlerer oder langer Hebel
auf dem Sitzball**
Schwierigkeitsgrad Bronze bis Silber
trainierte Muskelgruppen: obere und untere Rückenmuskulatur,
Gesäßmuskulatur

2 Um den Schwierigkeitsgrad der Übung zu steigern, verlängern
Sie in der nächsten Schwierigkeitsstufe den Lastarm, indem der
Oberkörper weiter über den Sitzball hinausragt. Nicht zu weit nach
vorn schieben, Ihr Becken liegt immer noch auf dem Sitzball auf!

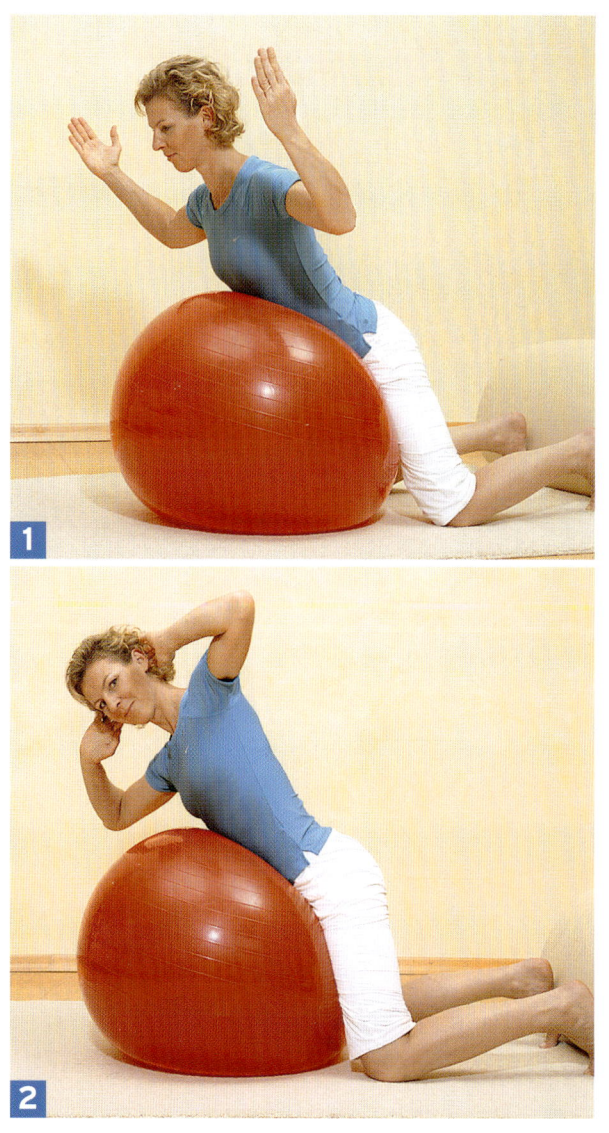

Hyperextension, langer Hebel durch Armeinsatz auf dem Sitzball
Schwierigkeitsgrad Silber
trainierte Muskelgruppen: obere und untere Rückenmuskulatur, Gesäß-muskulatur

1 Um den Schwierigkeitsgrad der Übung zu steigern, bringen Sie zusätzlich die Arme nach vorn in U-Halte.

Hyperextension mit Ohrgriff, langer Hebel auf dem Sitzball mit Rotation
Schwierigkeitsgrad Gold
trainierte Muskelgruppen: obere und untere Rückenmuskulatur, Gesäß-muskulatur

2 Der Schwierigkeitsgrad dieser Übung wandert nach Gold hoch, wenn Sie mit langem Lastarm am Umkehr-punkt der Bewegung eine Rotation (abwechselnd nach rechts und links) machen.

Tipp: Achten Sie bei allen Übungsaus-führungen immer auf die »Aufmerksa-men Schulterblätter«.

Hyperextension, langer Hebel auf dem Sitzball mit Hanteln oder mit Thera-Band
Schwierigkeitsgrad Gold

3 Nehmen Sie in der vorhergehenden Ausgangsposition beide Arme in U-Halte mit zwei Kurzhanteln neben den Kopf. Hier sind 1- bis 2-Kilogramm-Gewichte vollkommen ausreichend.

4 + **5** Fassen Sie das Thera-Band etwas breiter als schulterbreit und führen Sie es über den Kopf. Am Scheitelpunkt ziehen Sie die Arme wieder nach unten.

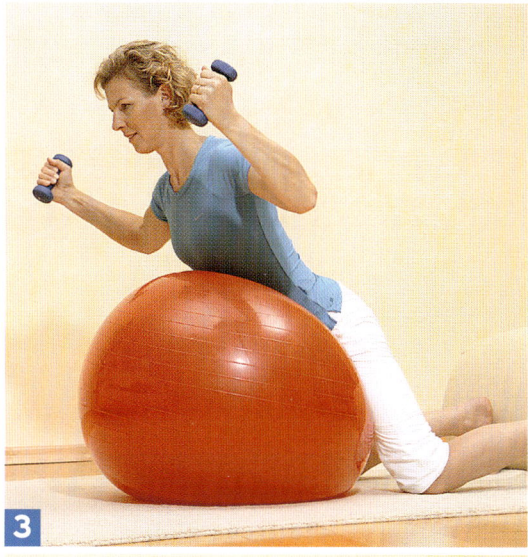

3

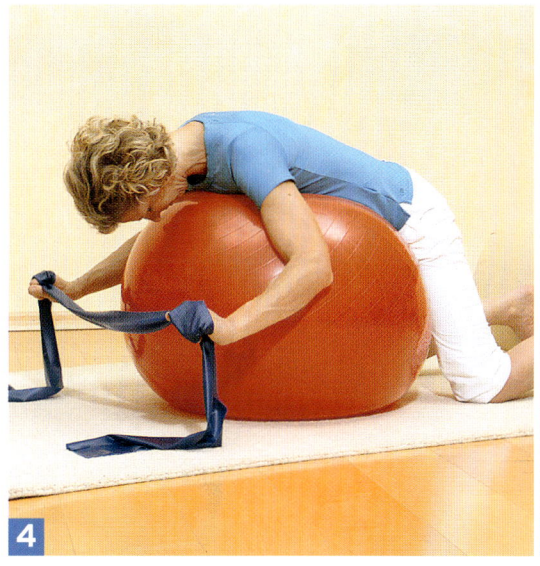

4

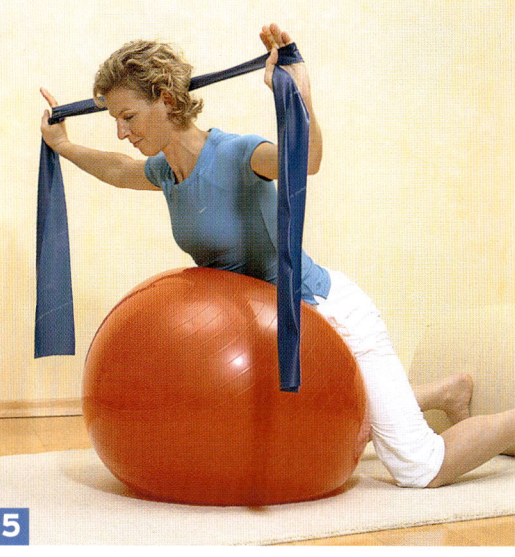

5

Gesäß- und Beinmuskulatur
$^2/_3$-**Squat, Variation: tiefer Squat**
Schwierigkeitsgrad Bronze
trainierte Muskelgruppen: komplette Oberschenkelmuskulatur, Gesäßmuskulatur, unterer Rückenstrecker

1 Ausgangsposition ist der »Bärenstand«, hierbei werden die Füße etwas breiter als schulterbreit gestellt, die Kniegelenke sind leicht gebeugt. Während der ganzen Übung bleiben die Fersen am Boden.

2 Anschließend bringen Sie zuerst Ihr Gesäß nach hinten (Bewegungsvorstellung: wie auf einer Rasthoftoilette oder einem französischen WC). Erst wenn das Gesäß hinter dem Körperschwerpunkt ist, werden die Kniegelenke gebeugt – jedoch nur so weit, dass sich die

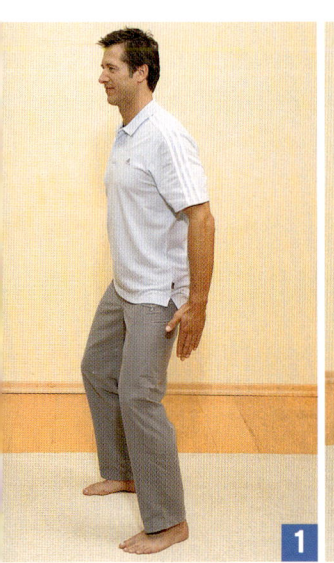
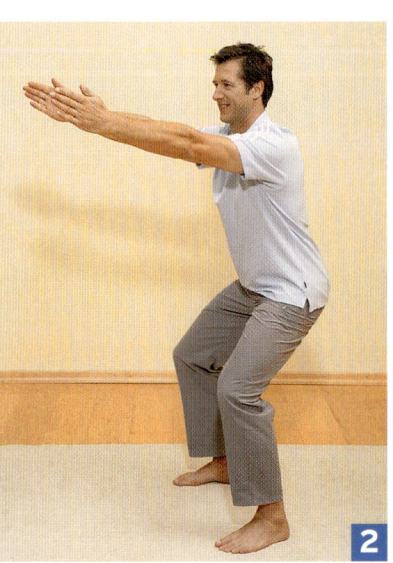
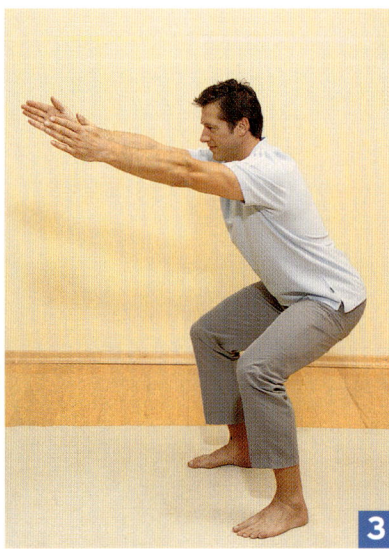

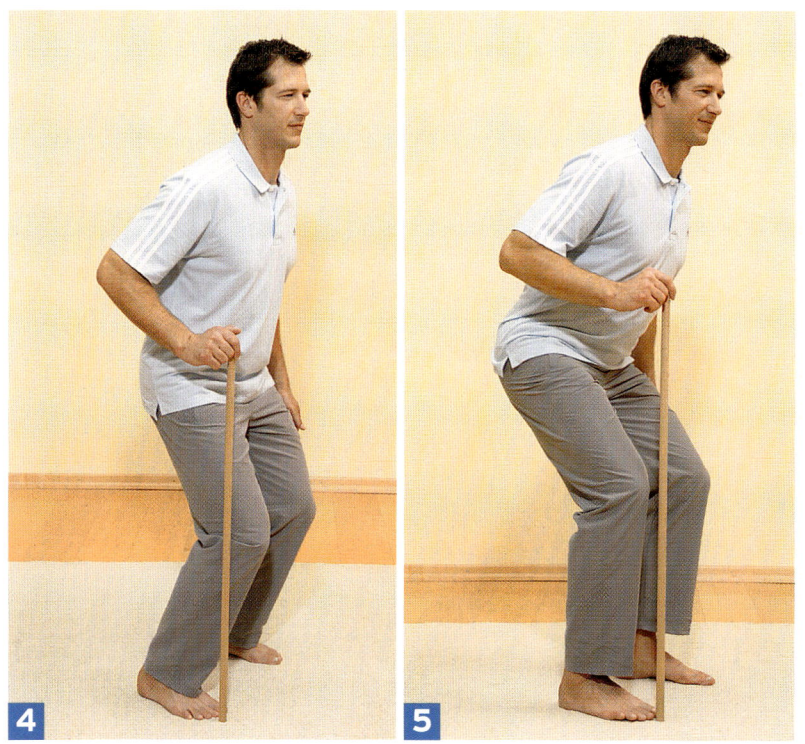

Knie nicht über die senkrechte Achse der Fußspitzen vorschieben. Damit Sie das Gleichgewicht halten und nicht das Gefühl haben, nach hinten zu kippen, können Sie in der Abwärtsbewegung Ihre Arme nach vorn bringen.

So ist die Kniestellung beim Squat falsch **4**. *So machen Sie es richtig* **5**.

3 **Variation:** Über die Variation der Bewegungsamplitude (Winkel im Kniegelenk) können Sie den Schwierigkeitsgrad der Übung differenzieren. Je tiefer Sie gehen, desto schwieriger ist die Übung. Beugen Sie Ihre Knie nur bis zu einem Winkel von 90 Grad.

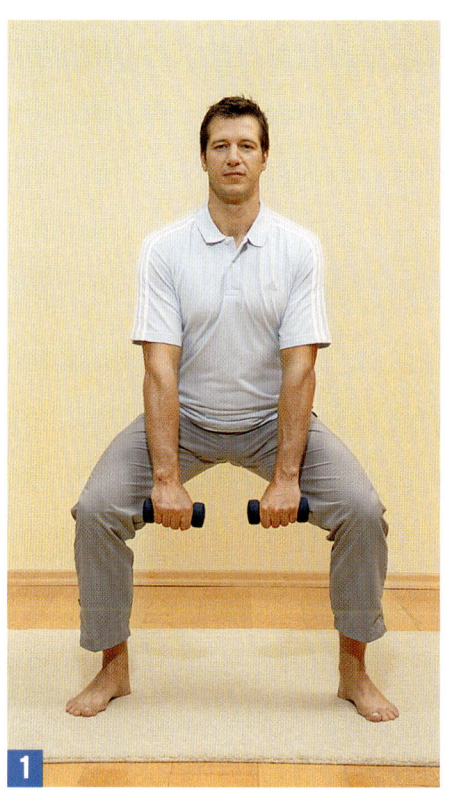

Squat tief mit Kurzhanteln
Schwierigkeitsgrad Bronze
trainierte Muskelgruppen:
komplette Oberschenkel-
muskulatur, Gesäßmusku-
latur, unterer Rückenstrecker, Außenrotatoren
Ausgangsposition ist wieder
der »Bärenstand«, die Füße
etwas breiter als schulterbreit, die Kniegelenke leicht
gebeugt. Während der ge-
samten Übung halten die
Fersen Kontakt mit dem
Boden.
Die Durchführung der
Übung erfolgt wie schon
bei der vorigen Übung
»²/₃-Squat«, S. 128 f.,
beschrieben.
Um den Schwierigkeitsgrad
zu erhöhen, verwenden Sie
jetzt Kurzhanteln (1 bis 4 Kilogramm für den Schwierigkeitsgrad
Bronze).

1 In der Abwärtsbewegung lassen Sie die Arme gestreckt nach unten hängen.

2 In der Aufwärtsbewegung rotieren Sie mit gestreckten Armen
nach außen.

Steigerung: Um bei dieser Übung in den Schwierigkeitsgrad Silber oder Gold zu gelangen, nehmen Sie einfach mehr Gewicht. Das Zusatzgewicht muss so gewählt werden, dass Sie die in der jeweiligen Schwierigkeitsstufe vorgegebene Satzzahl sauber schaffen.

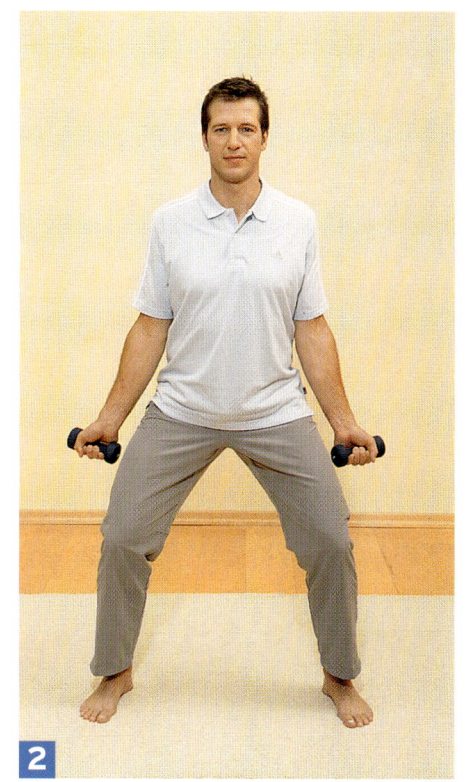

2

Info: Am Ende eines Krafttrainingssatzes darf der beanspruchte Muskel ruhig »brennen«. Dieses Brennen ist ein Zeichen dafür, dass der Muskel ermüdet ist und in den nächsten 48 Stunden mit einem Kraftzuwachs reagieren wird. Und das ist ja genau das, was Sie erreichen wollen.

Tipp: Die Armmuskulatur (M. biceps und M. triceps; im Allgemeinen kurz als Bizeps und Trizeps bezeichnet) braucht für ein Core-Rückentraining nicht isoliert trainiert werden. Diese Muskeln sind bei vielen Übungen in diesem Buch co-aktiviert, das bedeutet, sie werden bei der Ausführung mittrainiert. Außerdem ist aus funktioneller Sicht der Stellenwert dieser Muskelgruppen für ein Core-Rückentraining eher von geringerer Bedeutung.

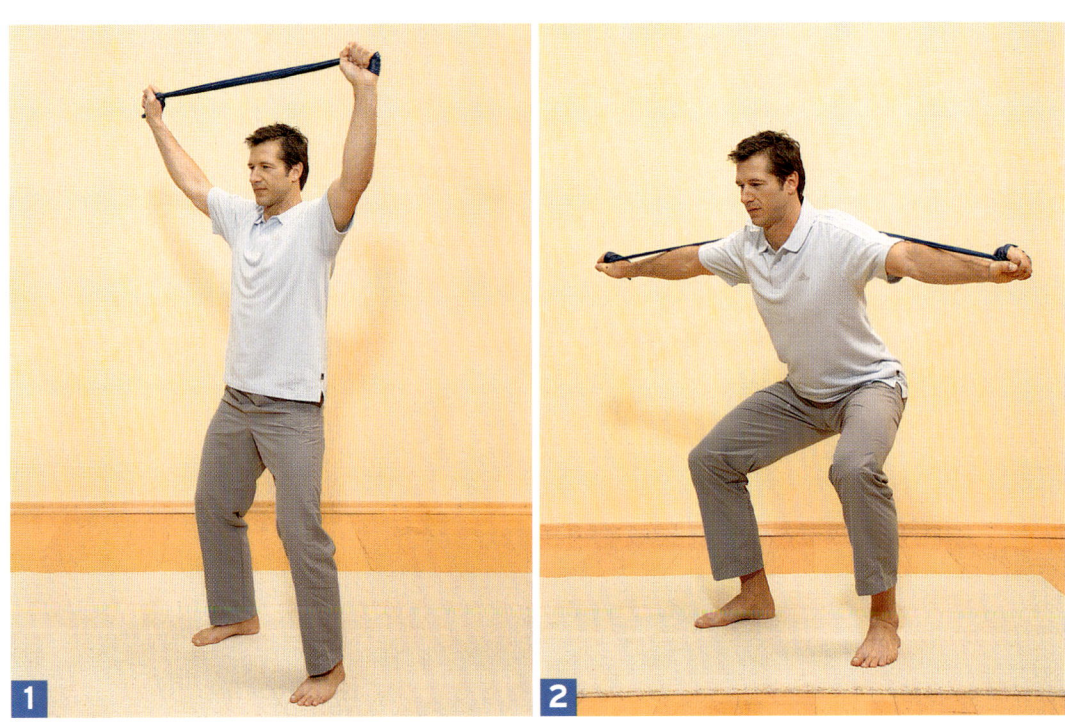

Squat tief mit Thera-Band
Schwierigkeitsgrad Bronze
trainierte Muskelgruppen: komplette Oberschenkelmuskulatur,
Gesäßmuskulatur, unterer Rückenstrecker
Ausgansposition und Durchführung der Übung wie bei »²/₃-Squat«,
S. 128 f.

1 Das Thera-Band wird doppelt, etwas breiter als schulterbreit,
mit einer leichten Vorspannung gefasst, die Handflächen zeigen in
Blickrichtung.

2 Die Arme mit leicht gebeugten Ellenbogen werden während des Squats nach unten und außen geführt. Die Schulterblätter bewegen sich in Richtung untere Gesäßtasche.

Squat und Langhanteln
Schwierigkeitsgrad Silber
trainierte Muskelgruppen: obere und untere Rückenmuskulatur, komplette Oberschenkel- und Gesäßmuskulatur

Bitte beachten Sie: Die Langhantel liegt, eventuell mit einem Handtuch abgepolstert, auf Ihrem oberen Trapezmuskel und nicht auf Ihrer Halswirbelsäule.

3 Der Bewegungsablauf ist mit dem eines Squats identisch, das Zusatzgewicht wird so gewählt, das Sie die in der jeweiligen Schwierigkeitsstufe vorgegebene Wiederholungszahl sauber schaffen.

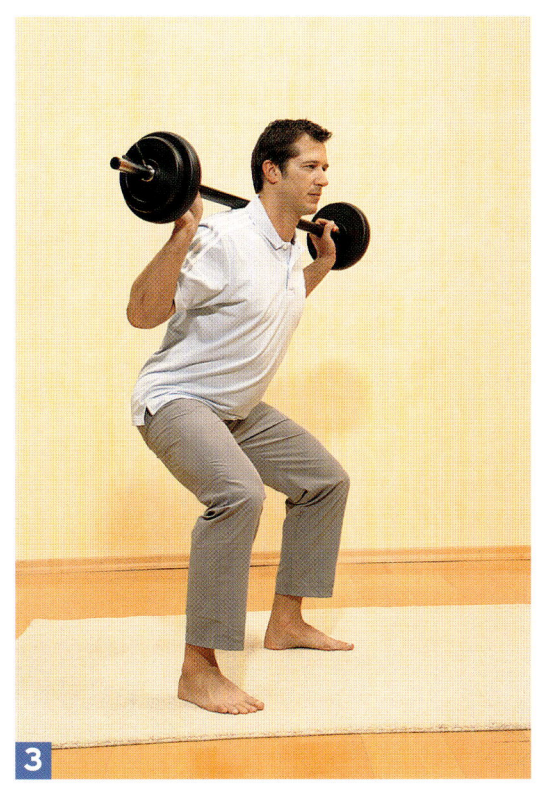

Ruderzug und Squat
Schwierigkeitsgrad Silber
trainierte Muskelgruppen: obere und untere Rückenmuskulatur, komplette Oberschenkel- und Gesäßmuskulatur

1 Das Thera-Band wird mittels Assist oder Türklinke fixiert. Ziehen Sie die Bandenden dicht am Körper vorbei, die Handflächen zeigen in der Endposition nach oben, die Unterarme stellen die Verlängerung des Bandes dar, die Handgelenke sind nicht abgeknickt.

2 Während des Ruderzugs führen Sie gleichzeitig einen Squat durch. Am unteren Umkehrpunkt des Squats ist auch der Ruderzug in seiner Endposition, die Schulterblätter ziehen nach hinten und unten.

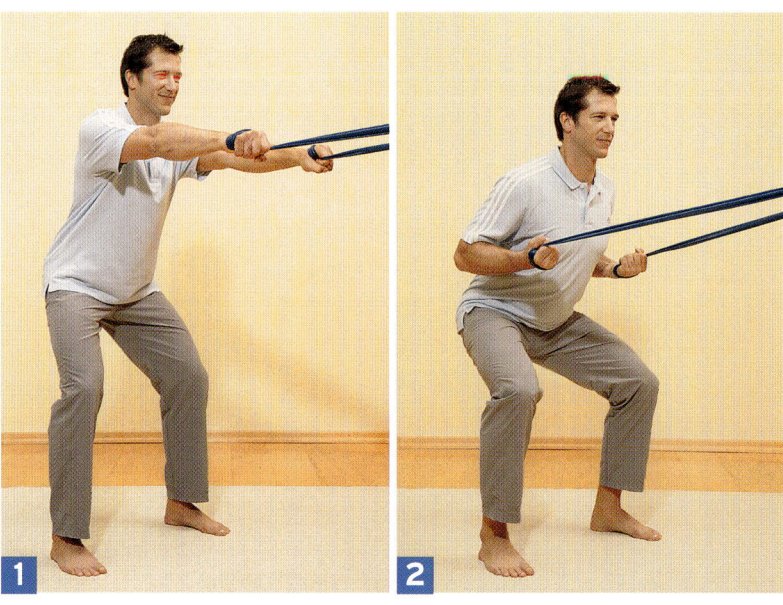

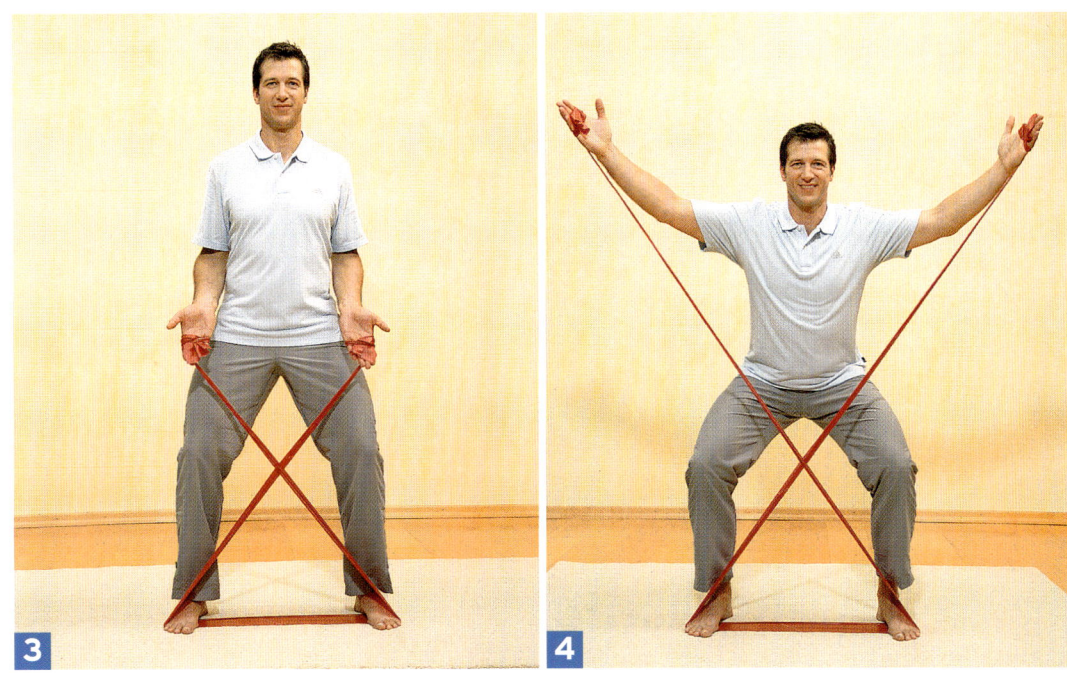

Cable-Cross und Squat

Schwierigkeitsgrad Gold

trainierte Muskelgruppen: obere und unter Rückenmuskulatur, Außenrotatoren, komplette Oberschenkel- und Gesäßmuskulatur

3 Aus dem »Bärenstand«, auf der Mitte des Bandes stehend, fassen Sie die Bandenden überkreuzt. Die Handflächen zeigen nach oben.

4 Während Sie in den Squat gehen, führen Sie Ihre Arme über vorn nach oben außen, der Brustkorb hebt sich. Am Umkehrpunkt der Bewegung sind Sie im Squat, Ihre Arme sind angehoben.

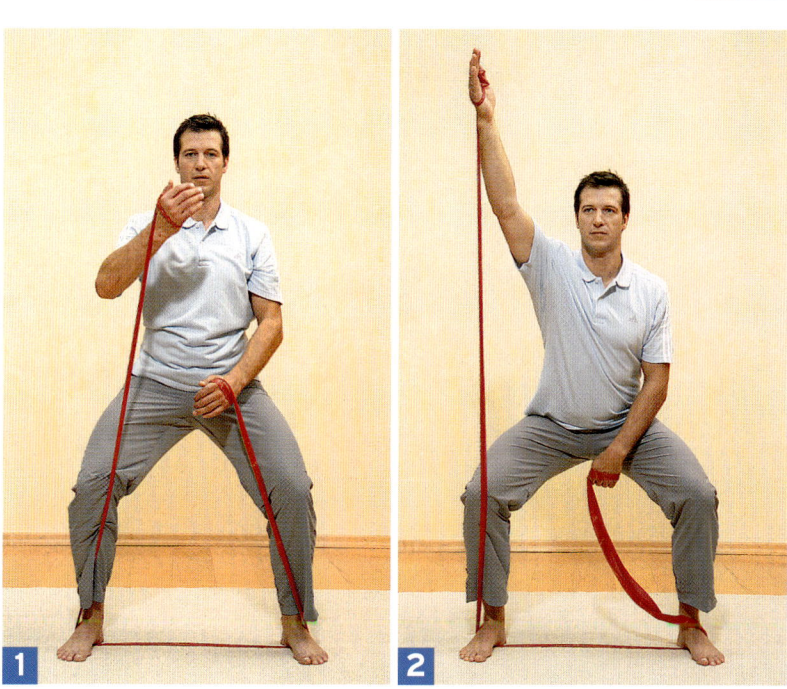

Frontheben multi joint und Squat
Schwierigkeitsgrad Gold
trainierte Muskelgruppen: obere und untere Rückenmuskulatur,
vordere Schultermuskulatur, komplette Oberschenkel- und Gesäßmuskulatur

1 + **2** Während Sie in den Squat gehen, bringen Sie abwechselnd
den rechten bzw. linken Arm nach oben. Führen Sie zunächst den gebeugten Ellenbogen eng am Rumpf nach oben und strecken Sie dann
den Arm. So nutzen Sie alle Gelenke (»multi joint«: Hand, Ellenbo-
gen- und Schultergelenke), um die Aufwärtsbewegung zu erzeugen.

Zusammenstellung Ihres Core-Programms

Damit Sie die für sich wichtigen und richtigen Effekte eines Rücken-
trainings erzielen, sollten Sie es regelmäßig betreiben. Auf den Punkt
bringen Sie die Sache, wenn Sie folgende Trainingsprinzipien in der
Trainingsplanung und Durchführung berücksichtigen:

• Trainingsumfang (Zeit)
• Trainingsintensität (Anstrengung)
• Trainingshäufigkeit (Regelmäßigkeit)

Planen Sie stets langfristig und orientieren Sie sich an Ihrem aktuel-
lem Trainingszustand. Nach dem Motto »Was lange währt, wird end-
lich gut!«, braucht die Entwicklung von Fitness Zeit. Ihr Körper benötigt Zeit, sich an die neuen Trainingsreize anzupassen. Für jede
der Intensitätsstufen (Bronze, Silber, Gold und Platin) sollten Sie,
ein regelmäßiges Training vorausgesetzt, drei Monate veranschlagen.
Sie haben also die Möglichkeit, sich insgesamt ein komplettes Trainingsprogramm für ein Jahr in vier aufeinander aufbauenden Intensitätsstufen zusammenzustellen.

Damit Ihr Körper gefordert wird, sich weiter anzupassen – also belastbarer zu werden –, ist es aus trainingswissenschaftlicher Sicht unbedingt erforderlich, neue Reize zu setzen. Für Sie bedeutet dies den
Wechsel in eine höhere Trainingsstufe.

Zeitrahmen des Core-Trainings

Core-Bronze-Training	= 3 Monate Training
Core-Silber-Training	= 3 Monate Training
Core-Gold-Training	= 3 Monate Training
Core-Platin-Training	= 3 Monate Training

Stellen Sie sich bitte Ihren eigenen Trainingsplan aufgrund des Core-Rücken-TÜV (S. 56 ff.) zusammen. Wählen Sie dabei nicht den Weg des geringsten Widerstands, probieren Sie die verschiedenen Übungen aus, bevor Sie sich entscheiden. Außerdem: Abwechslung motiviert und Sie können die Übungen innerhalb einer Schwierigkeitsstufe auch einmal untereinander tauschen!

Die folgenden Rahmenpläne sind eine Orientierungshilfe. Hier gilt es, Trainingsunterbrechungen infolge von Urlaub, Infektionskrankheiten oder anderen Notwendigkeiten entsprechend anzupassen.

Core-Bronze

Um Ihr individuelles Bronze-Programm zusammenzustellen, gehen Sie bitte unter Beibehaltung der angegebene Reihenfolge wie folgt vor:

1. Ausdauer

- Wählen Sie sich aus dem Übungspool eine Ausdauersportart aus, die Ihnen zusagt. Die Belastungsdauer sollte 20 Minuten betragen - keine Angst, das schaffen Sie schon. In der Regel führt eine zu hohe Intensität des Ausdauertrainings zu hohen und nicht immer gesunden Anstrengungen.
- »Trainieren ohne zu schnaufen« heißt die Devise beim gesundheitsorientierten Ausdauertraining. Dabei können Sie als Einsteiger nie zu langsam, dafür aber ganz schnell etwas zu schnell sein.
- Wie bereits beschrieben, sollte das Ausdauertraining keinesfalls als anstrengend empfunden werden. Gemessen an der Borg-Skala (siehe S. 39) soll das subjektive Belastungsempfinden den Wert 11 bis 13 nicht überschreiten. Die diesen Werten entsprechende Herzfrequenz berechnen Sie mittels der Formel auf S. 36. Halten Sie sich bitte an die vorgeschlagene Belastungsdauer und -intensität.

- Da Sie wie beschrieben im aeroben Bereich trainieren, fällt das klassische Aufwärmen weg. Sie schlagen also in diesem Modul zwei Fliegen mit einer Klappe: Sie erwärmen sich, bringen Ihre Muskulatur auf »Betriebstemperatur« und trainieren gleichzeitig noch Ihre Ausdauer.
- In jeder Stufe wird das Ausdauertraining stärker gewichtet, es gilt aber wie bereits erwähnt: Am Anfang wird das Ausdauertraining umfangsbezogen gesteigert. So wird im Schwierigkeitsgrad Silber der Umfang um zehn Minuten gesteigert, nicht aber die Trainingsintensität. Erst im Schwierigkeitsgrad Gold nimmt die Intensität über einen definierten Zeitraum leicht zu.

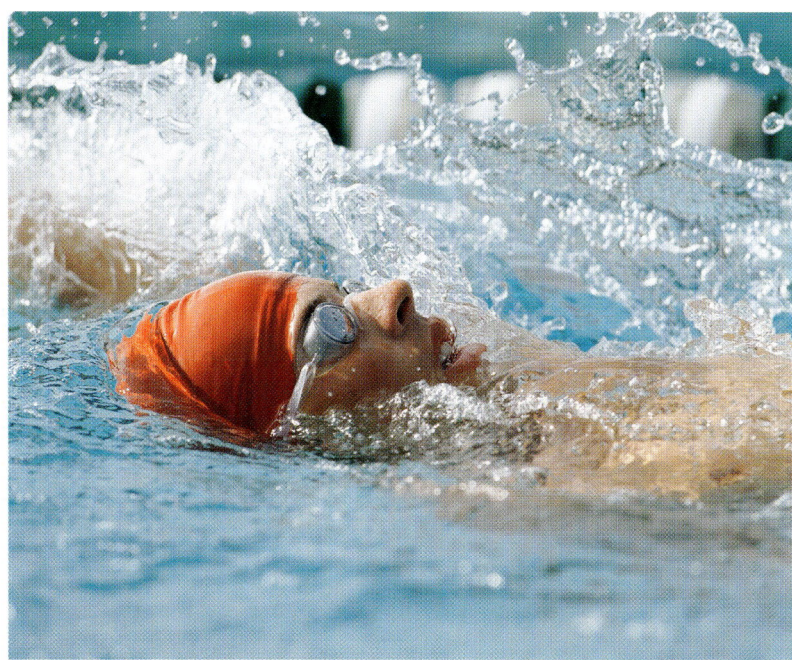

Schwimmen ist ein hervorragendes Ausdauertraining. Durch den Auftrieb des Wassers werden die Gelenke geschont.

2. Beweglichkeit

- Nachdem Sie den Beweglichkeitstest (siehe S. 60/61) durchgeführt und ausgewertet haben, wählen Sie bitte aus dem dargestellten Übungspool zwei Beweglichkeitsübungen aus.
- In dem anschließenden Beweglichkeitstraining sind die Ihnen sicherlich bekannten klassischen Dehn- und Mobilisationsübungen integriert. Sie arbeiten hier zuerst in einfach geführten Bewegungsabläufen, die in jeder Stufe zunehmend anspruchsvoller werden, da sie komplexer und mehrdimensionaler werden.
- Auch die Dehntechnik wird in jeder Stufe anspruchsvoller. Im Bronze-Teil arbeiten Sie überwiegend statisch, während in den Schwierigkeitsgraden Silber und Gold überwiegend nachziehend (also dynamisch) gearbeitet wird.

3. Koordination

- Dem Beweglichkeitstraining schließt sich das der Koordination an. Dieses Koordinationstraining wiederum wird vor das Krafttraining gestellt, weil die sogenannte »neuromuskuläre Ermüdung«, die im Koordinationstraining provoziert wird, sehr schnell einsetzt. Auch hier wird in jeder Stufe, parallel mit Ihrer steigenden körperlichen Leistungsfähigkeit, das Training komplexer und anspruchvoller.
- Auf der Bronze-Stufe erarbeiten Sie den »Bärenstand« (siehe dazu S. 90 ff.), der für fast alle weiteren Übungen, insbesondere für die Kraftübungen wichtig ist.
- Erst in den Schwierigkeitsgraden Silber und Gold wird mit labilen Unterlagen, Drehungen und geschlossenen Augen gearbeitet.

4. Kraft

- Im Krafttraining fangen Sie, sofern Sie untrainiert sind, mit der »Anpassungsphase« für die Muskulatur an. Für das Krafttraining bedeu-

tet dies konkret: Bei den Kraftübungen wählen Sie bitte den Widerstand des Bandes bzw. das Gewicht so, dass Sie in sauberer und
muskulär stabilisierter Bewegungsausführung zwischen 20 und 25
Wiederholungen ausführen können. Sollten Sie deutlich mehr als
25 Wiederholungen schaffen, müssen Sie den Widerstand erhöhen,
bei weniger als 20 Wiederholungen den Widerstand entsprechend
reduzieren.

- Sie sollten sich acht verschiedene Kraftübungen aus dem Übungspool
  (Kapitel »Modul Kraft«, S. 102 ff.) aussuchen.
- Achten Sie darauf, dass Sie jeweils mindestens eine Übung aus folgenden Muskelgruppen auswählen:
  - obere Rückenmuskulatur
  - Bauchmuskulatur
  - untere Rückenmuskulatur
  - Gesäß- und Beinmuskulatur
- Das Abwechseln (siehe Tipp unten) hat den Vorteil, dass jede Muskelgruppe eine »lohnende Pause« hat, während Sie aktiv eine
  andere Muskelpartie trainieren.
- Damit Ihr Muskel sich weiter im Sinne einer Leistungssteigerung
  (also einem Kraftzuwachs) anpasst, steigern Sie bitte allmählich in
  den verschiedenen Schwierigkeitsstufen die Trainingsintensität (also

 Tipp

**Wählen Sie die Reihenfolge der Kraftübungen so, dass Sie nicht alle Übun-
gen aus einer Muskelgruppe hintereinander durchführen. Absolvieren Sie
zuerst eine Übung aus der oberen Rückenmuskulaturgruppe. Nutzen Sie
anschließend eine Bauchmuskulaturübung und wenden Sie sich dann einer
Übung für die untere Rückenmuskulatur zu. Den Kreis schließt eine Gesäß-
und Beinmuskulaturübung.**

weniger Wiederholungen bzw. mehr Gewichte). Im Schwierigkeits-grad Bronze müssen Sie unbedingt Ruhe und Geduld bewahren! Gewöhnen Sie Ihre Muskulatur, die Bänder und Sehnen sowie die Gelenke durch wenig Gewicht bzw. geringe Bandvorspannung und viele Wiederholungen erst einmal an das Krafttraining.

Beispiel für ein Bronze-Rückentraining
- Trainingsumfang pro Trainingseinheit bei Durchführung aller Module: ca. 40 Minuten
- Trainingshäufigkeit:
  - Minimum: zweimal in der Woche
  - besser: dreimal in der Woche
  - Optimum: viermal in der Woche

Trainingsablauf für ein Core-Bronze-Training

1. **Ausdauer**
   - 20 Minuten Walking
   - Belastungsintensität: Borg-Skala 11–13, Herzfrequenz siehe S. 36 ff.

2. **Beweglichkeit**
   - 2 verschiedene Bronze-Dehnübungen
   - jede insgesamt 1 Minute bei einer Dehndauer von 10 Sekunden
   - statisch

3. **Koordination**
   - 4 verschiedene Bronze-Koordinationsübungen zum »Bärenstand«
   - jede Übung insgesamt 1 Minute

4. **Kraft**
   Anpassungsphase
   - 8 verschiedene Bronze-Kraftübungen
   - Einsatztraining
   - Trainingsintensität: pro Satz 20 bis 25 Wiederholungen

Core-Silber

Sofern Sie das Bronze-Programm drei Monate regelmäßig durchgeführt haben, benötigt Ihr Körper neue und intensivere Reize. Einem
Wechsel zum Schwierigkeitsgrad Silber steht nichts mehr entgegen.
Um Ihr individuelles Silber-Programm zusammenzustellen, gehen Sie
unter Beibehaltung der im Anschluss angegebenen Reihenfolge wie
folgt vor:

1. Ausdauer

- Die Belastungsdauer wird in Stufe Silber um zehn Minuten auf insgesamt 30 Minuten gesteigert. Die Intensität des Ausdauertrainings
  wird jedoch nicht gesteigert, nur der Belastungsumfang!
- Es gilt immer noch:
  - Ausdauertraining »ohne zu schnaufen«
  - subjektive Belastungsempfinden: Borg-Skala zwischen 11 und 13
- Die diesen Werten entsprechende Herzfrequenz berechnen Sie
  mittels der Formel auf S. 36.

2. Beweglichkeit

- Sie bleiben in der Silber-Stufe bei zwei Beweglichkeitsübungen,
  die jedoch an zeitlichem Umfang zunehmen. Außerdem: Die Dehn-
  und Mobilisationsübungen werden im Silber-Training komplexer
  und technisch anspruchsvoller. Lassen Sie sich nicht frustrieren, wenn
  Sie in den ersten Trainingseinheiten im neuen Silber-Schwierigkeitsgrad technische Probleme haben, die Übungen umzusetzen.
- Fangen Sie keinesfalls an zu reißen, auch wenn Sie teilweise vom
  statischen in ein dynamisches Beweglichkeitstraining wechseln.
  Lassen Sie die Bedeutung der Bezeichnung »nachziehendes Dehnen - nicht reißendes!« auf sich wirken und setzen Sie dies auch
  in Ihrem Training um.

3. Koordination

- In den Schwierigkeitsstufen Silber und Gold trainieren Sie Ihr Gleichgewichtsempfinden, indem Sie verschiedene Übungen im Einbeinstand, mit geschlossenen Augen und/oder auf einer labilen Unterlage durchführen.
- Zu beachten gilt in den Schwierigkeitsstufen Silber und Gold: Ziel dieser Übungen ist es, muskulär stabilisiert zu stehen. Kleine Schwankungen und Wackler sind in Ordnung. Sollten Sie jedoch wie ein Lämmerschwanz hin- und herwackeln, werden Sie keinen positiven Trainingsreiz erreichen. Sie schädigen die passiven Strukturen eher als sie zu entlasten. Reduzieren Sie den Schwierigkeitsgrad der Übung entsprechend, bis Sie einigermaßen stabil stehen.

4. Kraft

- Im Krafttraining wechseln Sie jetzt in die »Aufbauphase«. Konkret für Ihr Training bedeutet dies: Wechsel von dem Einsatztraining aus der Bronze-Stufe in ein sogenanntes Zweisatztraining, das bedeutet, Sie führen jetzt jeden Krafttrainingssatz zweimal durch – jedoch nicht unmittelbar hintereinander, da die beübte Muskulatur eine Pause benötigt. Wählen Sie wie bereits im Bronze-Teil erst eine andere Muskelgruppe aus, um anschließend den zweiten Satz durchzuführen.
- Bei der Trainingsintensität in den Kraftübungen haben Sie zwei Möglichkeiten:
  1. Betonung der Kraftausdauer: Hier wird der Widerstand des Bandes bzw. das Gewicht so gewählt, dass Sie in sauberer und muskulär stabilisierter Bewegungsausführung gerade 20 Wiederholungen ausführen können. Sollten Sie mehr als 20 Wiederholungen schaffen, müssen Sie den Widerstand erhöhen, bei weniger als 20 Wiederholungen den Widerstand entsprechend reduzieren.

2. Betonung des leichten Muskelaufbaus: Hier wird der Widerstand des Bandes bzw. das Gewicht so gewählt, dass Sie in sauberer und muskulär stabilisierter Bewegungsausführung gerade 15 Wiederholungen schaffen.

Beispiel für ein Silber-Rückentraining
- Trainingsumfang pro Trainingseinheit bei Durchführung aller Module: ca. 55 bis 60 Minuten
- Trainingshäufigkeit:
  - Minimum: zweimal in der Woche
  - besser: dreimal in der Woche
  - Optimum: viermal in der Woche

Trainingsablauf für ein Core-Silber-Training

1. **Ausdauer**
   - 30 Minuten Jogging
   - Belastungsintensität: Borg-Skala 11–13, Herzfrequenz siehe S. 36 ff.

2. **Beweglichkeit**
   - 2 verschiedene Bronze- oder Silber-Dehnübungen
   - zehnmal nachziehen, jede Seite dreimal
   - dynamisch nachziehend, nicht reißend!

3. **Koordination**
   - 3 verschiedene Bronze- oder Silber-Koordinationsübungen
   - jede Übung insgesamt 1 Minute

4. **Kraft**
   Aufbauphase
   - 6 verschiedene Bronze- oder Silber-Kraftübungen
   - Zweisatztraining
   - Trainingsintensität: a) Kraftausdauer: pro Satz 20 Wiederholungen
                           b) Muskelaufbau sanft: pro Satz 15 Wiederholungen

Core-Gold

Herzlichen Glückwunsch! Wenn Sie in die Gold-Stufe wechseln möchten, haben Sie schon ein halbes Jahr Training hinter sich gebracht. Sofern Sie so lange durchgehalten haben, dominiert mittlerweile das Motiv »Lustgewinn« Ihr Handeln. Das Training macht Ihnen Spaß, Sie bemerken deutliche Trainingserfolge, die sich in Form von einer erhöhten Belastbarkeit und einer Verbesserung der Befindlichkeit bemerkbar machen. Sie setzen nach insgesamt sechs Monaten Training wieder neue, dosierte Reize. Diese gestalten sich wie folgt:

1. Ausdauer

• Sie erhöhen im Schwierigkeitsgrad Gold den Umfang des Ausdauertrainings um weitere zehn Minuten. So ist gewährleistet, dass sämtliche biopositiven Effekte des Ausdauertrainings voll wirksam werden. Ziel eines jeden Ausdauertrainings für Geübte sollte ein Mindestumfang von 40 Minuten sein.

• Auch in der Trainingsintensität nehmen Sie in der Stufe Gold eine Änderung vor. Während Sie in Bronze und Silber zu 100 Prozent aerob trainiert haben (Grundlagenausdauertraining), können Sie nun 20 Prozent des Trainingsumfangs im sogenannten »Mischstoffwechsel« (extensives Fahrtspiel) absolvieren.

• Die diesen Trainingsformen (Grundlagenausdauer und extensives Fahrtspiel) entsprechende Herzfrequenzen berechnen Sie mittels der Formel auf S. 36.

• Für ein 40-minütiges Ausdauertraining kann das bedeuten:
  - 16 Minuten aerobes Laufen (Grundlagenausdauer)
  - 8 Minuten Mischstoffwechsel (extensives Fahrtspiel)
  - 16 Minuten aerobes Laufen (Grundlagenausdauer)

• Sie können auch den Trainingsteil »extensives Fahrtspiel« in zwei Teile (zweimal vier Minuten) aufteilen. Wichtig ist nur, dass Sie sehr

bewusst darauf achten, nach dieser Trainingsintensität herunterzu-
schalten, also wieder in den aeroben Trainingsbereich zu wechseln.

2. Beweglichkeit

- Wie schon in Stufe Silber beschrieben, werden die Übungen komplexer, es wird überwiegend nachziehend gedehnt.

3. Koordination

- Sie üben vermehrt im Einbeinstand in Kombination mit labilen
Unterlagen und/oder geschlossenen Augen.

4. Kraft

- Im Krafttraining steht nun die »Stabilisationsphase« an. Sie bleiben
bei dem Ihnen aus Stufe Silber bekannten Zweisatztraining. Der
Trainingsumfang steigert sich leicht, Sie nehmen noch ein bis zwei
weitere Kraftübungen hinzu.
- Die Trainingsintensität wird ebenfalls größer, Sie können aus zwei
Möglichkeiten auswählen:
  1. Muskelaufbau sanft: Hier wird der Widerstand des Bandes bzw.
  das Gewicht so gewählt, dass Sie in sauberer und muskulär stabilisierter Bewegungsausführung gerade 15 Wiederholungen schaffen.
  2. Muskelaufbau intensiv: Hier wird der Widerstand des Bandes
  bzw. das Gewicht so gewählt, dass Sie in sauberer und muskulär
  stabilisierter Bewegungsausführung gerade zwölf Wiederholungen
  absolvieren können.

Beispiel für ein Gold-Rückentraining

- Trainingsumfang pro Trainingseinheit bei Durchführung aller
Module: ca. 65 bis 70 Minuten
- Trainingshäufigkeit: wie bisher

! Trainingsablauf für ein Core-Gold-Training

1. **Ausdauer**
   40 Minuten Jogging
- 80 % Trainingsumfang in einer Belastungsintensität Borg-Skala 11–13, Herzfrequenzen siehe S. 36 ff.
  - 20 % Trainingsumfang in einer Belastungsintensität Borg-Skala 15–16, Herzfrequenzen siehe S. 36 ff

2. **Beweglichkeit**
   - 2 verschiedene Silber- oder Gold-Dehnübungen
   - zehnmal nachziehen, jede Seite dreimal
   - dynamisch nachziehend, nicht reißend!

3. **Koordination**
   - 3 verschiedene Silber- oder Gold-Koordinationsübungen
   - jede Übung insgesamt 1 Minute

4. **Kraft**
   Stabilisationsphase
   - 7–8 verschiedene Silber- oder Gold-Kraftübungen
   - Zweisatztraining
   - Trainingsintensität: a) Muskelaufbau sanft: pro Satz 15 Wiederholungen
                            b) Muskelaufbau intensiv: pro Satz 12 Wiederholungen

Core-Platin

Und schon wieder ist ein Vierteljahr vorbei, Sie trainieren bereits neun Monate – toll! Nun kann (muss aber nicht) eine neue, intensivere Trainingsform folgen, das Platin-Training.

Hierbei integrieren Sie nicht die Ihnen bekannten vier Module (Ausdauer, Beweglichkeit, Koordination und Kraft) in einer Trainingseinheit. Ab jetzt trainieren Sie an einem Tag intensiv die Module, z. B. Kraft und Koordination, um sich am nächsten Tag den anderen Modulen zuzuwenden, z. B. Ausdauer und Beweglichkeit.

Das Platin-Training bietet Ihnen folgende Vorteile:

• Es ist abwechslungsreich.

• Es ist intensiv und daher sehr wirksam.

• Es gibt kürzere (z. B. Koordination und Beweglichkeit) und längere
  Trainingseinheiten, was eine erhöhte zeitliche Flexibilität ermöglicht.

• Trainingshäufigkeit:
  – Minimum: dreimal in der Woche
  – Optimum: fünfmal in der Woche

• Bei der Übungsauswahl für das Modul »Krafttraining« wählen Sie
  Silber- oder Gold-Kraftübungen.

Trainingsablauf für ein Core-Platin-Training

1. **Ausdauer und Beweglichkeit**
   40 – 60 Minuten Laufen
   • **80 % Trainingsumfang in einer Belastungsintensität Borg-Skala 11 – 13,
     Herzfrequenzen siehe S. 36 ff.**
   • **20 % Trainingsumfang in einer Belastungsintensität Borg-Skala 15 – 16,
     Herzfrequenzen siehe S. 36 ff.**
   • **4 verschiedene Silber- oder Gold-Dehnübungen**
   • **zehnmal nachziehen, jede Seite dreimal**
   • **dynamisch nachziehend, nicht reißend!**

2. **Tag: Kraft und Koordination**
   • **8 – 10 verschiedene Kraftübungen Silber oder Gold**
   • **Dreisatztraining**
   • **Belastungsintensität: Muskelaufbau intensiv: pro Satz 12 Wieder-
     holungen**
   • **4 verschiedene Silber- oder Gold-Koordinationsübungen**
   • **jede Koordinationsübung insgesamt 1 Minute**

3. **Tag: Ausdauer und Beweglichkeit**

4. **Tag: Kraft und Koordination**

Ihr persönlicher Core-Trainingsplan

Auf den nächsten Seiten können Sie sich Ihren eigenen Trainingsplan zusammenstellen – und zwar schriftlich. Die Dokumentation einer kompletten Trainingseinheit hilft Ihnen, einen genauen Überblick über Ihr Programm zu gewinnen. Indem Sie sich die Übungen zusammenstellen, wird das Core-Training auch klarer und übersichtlicher. Als Grundlage dient Ihnen dazu der Übungspool ab S. 73, als Gebrauchanweisung benutzen Sie das Kapitel »Zusammenstellung Ihres Core-Rückenprogramms«, S. 137 ff.

Den Trainingsplan erstellen

Wählen Sie Übungen aus dem für Sie zutreffendem Schwierigkeitsgrad und tragen Sie diese in den nebenstehenden Trainingsplan ein. Um die Abwechslung im Training zu erhöhen, können Sie nach ein paar Wochen auch andere alternative Übungen aus demselben Schwierigkeitsgrad auswählen.

Noch ein Tipp: Bevor Sie Eintragungen in Ihren Trainingsplan vornehmen, kopieren Sie ihn. So können Sie den Plan bei einem Wechsel der Schwierigkeitsstufen beispielsweise von Bronze nach Silber wieder verwenden.

Mein Core-Trainingstagebuch

Sie erinnern sich an den Begriff »Trainingshäufigkeit«? Nochmals zur Erinnerung: Neben der Trainingsintensität und der Trainingsdauer ist die Trainingshäufigkeit ein wichtiger Parameter, um ein Training erfolgreich planen und steuern zu können.
Trainingshäufigkeit:
• Minimum: zweimal in der Woche
• besser: dreimal in der Woche
• Optimum: viermal in der Woche

Core-Trainingsplan von: _____   erstellt am: _____

Trainingsschwierigkeitsgrad: _____   Gesamtdauer des Trainings: _____Minuten

Teil 1: Ausdauer

Ausdauersportart: _____

Trainingszeit Ausdauer: _____ Minuten

Trainingsintensität Borg-Skala: _____

Herzfrequenz pro Minute (Grundlagenausdauer): _____

Herzfrequenz pro Minute (extensives Fahrtspiel): _____

Teil 2: Beweglichkeit

Übung _____ :   Wiederholungsanzahl: _____

Übung _____ :   Wiederholungsanzahl: _____

Übung _____ :   Wiederholungsanzahl: _____

Übung _____ :   Wiederholungsanzahl: _____

Teil 3: Koordination

Übung _____ :   Wiederholungsanzahl: _____

Übung _____ :   Wiederholungsanzahl: _____

Übung _____ :   Wiederholungsanzahl: _____

Übung _____ :   Wiederholungsanzahl: _____

Teil 4: Kraft

Übung _____ :   Wiederholungsanzahl: _____   Satzzahl: _____

Übung _____ :   Wiederholungsanzahl: _____   Satzzahl: _____

Übung _____ :   Wiederholungsanzahl: _____   Satzzahl: _____

Übung _____ :   Wiederholungsanzahl: _____   Satzzahl: _____

Übung _____ :   Wiederholungsanzahl: _____   Satzzahl: _____

Übung _____ :   Wiederholungsanzahl: _____   Satzzahl: _____

Übung _____ :   Wiederholungsanzahl: _____   Satzzahl: _____

Übung _____ :   Wiederholungsanzahl: _____   Satzzahl: _____

Übung _____ :   Wiederholungsanzahl: _____   Satzzahl: _____

Übung _____ :   Wiederholungsanzahl: _____   Satzzahl: _____

Übung _____ :   Wiederholungsanzahl: _____   Satzzahl: _____

Übung _____ :   Wiederholungsanzahl: _____   Satzzahl: _____

152_Ihr Weg zum Training

Nur wenn Sie eine Regelmäßigkeit in Ihr Training bekommen, haben Sie Erfolg. Kurzfristige »Aktionsphasen«, die durch ein schlechtes Gewissen, Rückenschmerzen oder eine kneifende Hose hervorgerufen werden, bringen keinen Erfolg.

Das Tagebuch hilft Ihnen bei der langfristigen Trainingsplanung. Tragen Sie sich Ihre Trainingstermine am besten einen Monat im Voraus in das abgebildete Trainingstagebuch ein. Außer Krankheit gibt es für Sie dann keinen Grund, nicht zu trainieren!

Zurückblickend dient das Tagebuch auch zur eigenen Kontrolle, ob Sie es geschafft haben, Ihre Vorsätze umzusetzen. Vergleichen Sie nach Ablauf eines Monates, wie viele geplante Trainingstermine Sie tatsächlich absolviert haben. Sollte die Differenz zwischen geplanten und tatsächlichen Terminen mehr als drei sein (in der Regel sind es leider weniger absolvierte als geplante), sollten Sie eine Ursachenforschung betreiben. Identifizieren Sie Ihre Gründe, weshalb Sie nicht trainiert haben und entwickeln Sie Lösungsstrategien.

Je leuchtender Ihr Zielbild, desto schwächer ist der Widerstand Ihres inneren Schweinehunds!

- **Beispiel:** »Wenn ich nach der Arbeit nach Hause komme, esse ich erst etwas, dann werde ich müde und bleibe auf dem Sofa.«
  Lösung: Nach der Arbeit gar nicht erst in die Küche gehen (eventuell nur eine Banane essen), direkt umziehen und trainieren.
- **Beispiel:** »Heute ist das Wetter zu schlecht, da kann ich wirklich nicht trainieren.«
  Lösung: »Es gibt kein schlechtes Wetter, sondern nur unpassende Bekleidung.« Kaufen Sie sich entsprechende Kleidung oder/und verabreden Sie sich mit einem Freund zum Trainieren.

Core-Regel 16: Es gibt nichts Gutes, außer man tut es!

Ihr persönlicher Core-Trainingsplan_153

Kopiervorlage für Ihr individuelles Trainingstagebuch				
Wochentag	Ausdauer	Koordination	Beweglichkeit	Kraft
Montag	Minuten	Minuten	Minuten	Minuten
Dienstag	Minuten	Minuten	Minuten	Minuten
Mittwoch	Minuten	Minuten	Minuten	Minuten
Donnerstag	Minuten	Minuten	Minuten	Minuten
Freitag	Minuten	Minuten	Minuten	Minuten
Samstag	Minuten	Minuten	Minuten	Minuten
Sonntag	Minuten	Minuten	Minuten	Minuten
Montag	Minuten	Minuten	Minuten	Minuten
Dienstag	Minuten	Minuten	Minuten	Minuten
Mittwoch	Minuten	Minuten	Minuten	Minuten
Donnerstag	Minuten	Minuten	Minuten	Minuten
Freitag	Minuten	Minuten	Minuten	Minuten
Samstag	Minuten	Minuten	Minuten	Minuten
Sonntag	Minuten	Minuten	Minuten	Minuten
Montag	Minuten	Minuten	Minuten	Minuten
Dienstag	Minuten	Minuten	Minuten	Minuten
Mittwoch	Minuten	Minuten	Minuten	Minuten
Donnerstag	Minuten	Minuten	Minuten	Minuten
Freitag	Minuten	Minuten	Minuten	Minuten
Samstag	Minuten	Minuten	Minuten	Minuten
Sonntag	Minuten	Minuten	Minuten	Minuten
Montag	Minuten	Minuten	Minuten	Minuten
Dienstag	Minuten	Minuten	Minuten	Minuten
Mittwoch	Minuten	Minuten	Minuten	Minuten
Donnerstag	Minuten	Minuten	Minuten	Minuten
Freitag	Minuten	Minuten	Minuten	Minuten
Samstag	Minuten	Minuten	Minuten	Minuten
Sonntag	Minuten	Minuten	Minuten	Minuten

Zum Abschluss

Es war schon immer eine gute Devise, die »Dinge« selbst in die Hand zu nehmen. Die Entscheidung, ein Auto fahren zu wollen, führt auch unumgänglich zu dem Schritt, sich zum Führerschein anzumelden. Bevor Sie dann die erste Fahrstunde absolvieren können, gilt es, Verkehrsregeln zu pauken und die Maschine Auto kennenzulernen. Das vorliegende Core-Rückenprogramm bietet Ihnen einen »Führerschein« für ein umfassendes körperliches Training nach dem Prinzip: Vorfahrt für körperliche Aktivität! Ganz so, wie es die aktuellsten wissenschaftlichen und praktischen Erkenntnisse verlangen.

Mit dem Core-Training kommen goldene Zeiten auf Sie und Ihren Rücken zu!

Übernehmen Sie das Steuer in der Gewissheit, dass Sie durch Eigeninitiative Rückenschmerzen vermeiden können. Fordern und fördern Sie unter allen Umständen von sich eine positive Grundeinstellung. Hierzu gehört die feste Überzeugung und der Glaube an den Erfolg Ihrer Aktivitäten. Messen Sie diese nicht nur an den großen Fortschritten, die sich früher oder später einstellen werden. Wenn Sie nach den vielen kleinen Erfolgen suchen, wird sich Ihnen persönlich ein vielfältiges Spektrum an positiven Veränderungen erschließen. Welche könnten das beispielsweise sein?

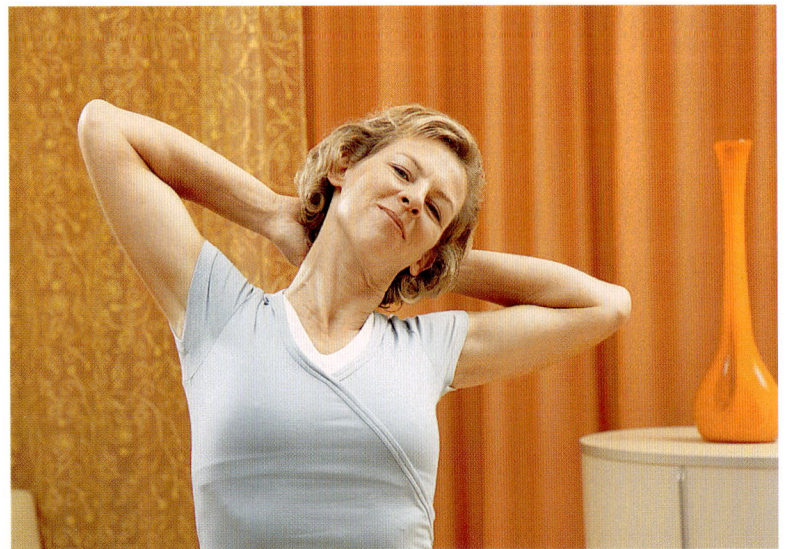

Abstand gewinnen von Arbeit, von Lasten und Pflichten. Neue Kraft schöpfen für die Aufgaben in Familie, Beruf und Berufung. Bessere Laune erleben, Entspannung, Freude und Spaß. 10, 20, 30 Minuten oder länger am Stück laufen zu können und sich dabei und danach »sauwohl« zu fühlen. Schmerzen weniger belastend zu erleben, weniger oder keine Schmerzen mehr zu haben. Besser schlafen zu können, sich leistungsfähiger zu fühlen und kleinere Kleidergrößen zu tragen.

Es ist gut, wenn Sie sich auf der Suche nach Ihren Erfolgen bei und nach jedem Training mit allen Sinnen wahrnehmen und Veränderungen erleben. Ein derart sensibler Umgang mit dem eigenen Körper lässt Sie auch spüren, wann Sie etwas mehr Gas geben oder eher auf die Bremse treten sollten. Sich auf der Überhohlspur zu bewegen verlangt auch immer nach Pausen, Raststätten und Tankstellen zum Auftanken. Hierzu gehört auch, einmal die Füße hochzulegen, obwohl nach der Zeitplanung Ihr Core-Trainingsprogramm auf der Tagesordnung steht. Sie können dabei sicher sein, dass Ihr nächstes Training wieder lustvoll und erfolgreich wird. Finden Sie ein gutes Gefühl für einen sinnvollen Wechsel von Beanspruchung und Erholung. Lassen Sie auf diesem Weg auch Schwächen zu, die anzeigen: Erholung tut Not.

Unser Core-Programm wird nur so gut sein, wie Sie es in Ihren Lebensplan integrieren.
Wir wünschen Ihnen sehr, dass Ihnen das vorliegende Rückenprogramm ganz im Sinn unseres Trainingsniveaus »goldene Zeiten« beschert.

Core-Regel 17: Es ist nie zu spät, wieder anzufangen!

Alle Core-Regeln für mehr Gesundheit auf einen Blick

Core-Regel 1: Aktivität schafft Vitalität!

Core-Regel 2: Schmerzen dürfen nicht zur dauerhaften Passivität führen!

Core-Regel 3: Aktivität gegen Rückenschmerz!

Core-Regel 4: Rückenschmerzen treten zwar häufig auf, haben aber in den meisten Fällen eine harmlose Ursache!

Core-Regel 5: Trainieren Sie regelmäßig diese vier motorischen Hauptbeanspruchungsformen!

Core-Regel 6: Die Fette verbrennen im Feuer der Kohlenhydrate!

Core-Regel 7: Langsam(er) schnell(er) werden!

Core-Regel 8: Körperliche Aktivität erleben, spüren und einordnen!

Core-Regel 9: Der »Bärenstand« ist die Kernposition für Haltung und Bewegung!

Core-Regel 10: Bleiben Sie nicht beim isolierten Training – verketten Sie im Training durch gezielte Übungen Ihre Muskulatur!

Core-Regel 11: Nur wer weiß, wo er steht, kann das Training auch planen!

Core-Regel 12: Nutzen Sie alle Bewegungschancen im Alltag!

Core-Regel 13: Körperliche Aktivität – ein Schlüssel für gesundes Altwerden!

Core-Regel 14: Aktive Trainingsprogramme erzielen eine bessere Wirkung als passive Therapien!

Core-Regel 15: Training genau formulieren, exakt planen und realisieren!

Core-Regel 16: Es gibt nichts Gutes, außer man tut es!

Core-Regel 17: Es ist nie zu spät, wieder anzufangen!

Register

Hilfreiche Internet- und E-mail-Adressen
- www.aok.de/laufend-in-form
- www.dak.de
- www.diaita-laufschule.de
- bei Fragen: info@impuls-aktiv.de

Literaturverzeichnis
- *Baumann, D.:* Laufen Sie mit! Das Trainingsbuch. Deutsche Verlags-Anstalt 2004
- *Boeckh-Behrens, W./Buskies, W.:* Fitness-Krafttraining. rororo 2000
- *Chwilkowski, C.:* Medizinisches Koordinationstraining. Deutscher Trainer Verlag 2006
- *Freese, J.:* Medizinisches Freihanteltraining. Deutscher Trainer Verlag 2004
- *Klüppel, G./Kuhnt, U.:* Rückengesundheit – Die neue Sichtweise zum Rückenschmerz. Compact 2006
- *Meise, H./Ratajczyk, G.:* Thera-Band und Bodytrainer Tubing. Meyer und Meyer 2007
- *Mommert-Jauch, P./Schäfer, M.:* Der Nacken gesund und schmerzfrei. BLV 2006
- *Pape, D./Schwarz,R./Gillessen, H.:* Gesund, Vital, Schlank. Deutscher Ärzteverlag 2005
- *Steffny, H./Pramann, U.:* Perfektes Lauftraining. Südwest 2003

S. 8: Modifiziert nach einem Vortrag von Prof. Wildor Hollmann, Sportärztekongress Saarbrücken 1995

S. 11 Grafik: Modifiziert nach *Pfeiffer, K./Hänsel, F.:* Psychosoziale Aspekte des Rückenschmerzes und bewegungsbezogene Intervention. Vortrag an der Friedrich-Alexander Universität Erlangen 2006

S. 28 Grafik: Modifiziert nach Jakolew 1977 und Grosser 1988, *Starischka, S.:* Trainingsplanung. Hofmann, Schondorf 1988

S. 29 Grafik und S. 58: Core-Regel 11 aus *Lagerstrøm, D./Wicharz, J.:* DAK-Ausdauer-Akademie. Trainermanual zum DAK-Präventionsprogramm 2007

S. 35 ff.: Lagerstrøm-Formeln aus *Lagerstrøm, D./Wicharz, J. u. Mitarb.:* Erlebnis Marathon – 365 Fragen rund um den Marathonlauf. Sport + Buch Strauß, Köln 2003; sowie persönliche Mitteilung

S. 90: Borg-Skala aus *Borg, G.:* Anstrengungsempfinden und körperliche Aktivität. Deutsches Ärzteblatt 101 (2004) A 1016-1021

Autoren

Dr. Jörn Winkler ist Sportwissenschaftler und Sporttherapeut (DVGS). Er verfügt über langjährige Berufserfahrung in der Sporttherapie in den Fachbereichen Orthopädie und Innere Medizin. Er ist geschäftsführender Gesellschafter der IMPULS Fitness- und Gesundheitssport GmbH in Leverkusen, wo seine Tätigkeitsschwerpunkte neben der sporttherapeutischen Betreuung von Patienten und der Trainingssteuerung von Athleten im Bereich der betrieblichen Gesundheitsförderung liegen. Als Lehrbeauftragter unterrichtet er die Schwerpunktthemen: Rücken, Osteoporose, allgemeine Fitness, betriebliche Gesundheitsförderung und Seniorensport.

Jürgen Wicharz ist Diplomsportlehrer und Sporttherapeut (DVGS). Er verfügt über langjährige Berufserfahrung in den Fachbereichen Orthopädie/Rheumatologie/Traumatologie und Innere Medizin. Er führt das Unternehmen DIAITA Gesundheitsmanagement mit den Tätigkeitsschwerpunkten betriebliches Gesundheitsmanagement, Kölner Ausdauer- und Laufschule und Präventionsgruppen.
Als Lehrbeauftragter unterrichtet er die Schwerpunktthemen: Gesundheitspädagogik, betriebliches Gesundheitsmanagement, Trainingslehre und Sporttherapie in der Inneren Medizin und Orthopädie, Rücken, Osteoporose.

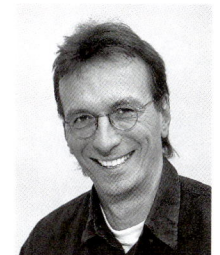

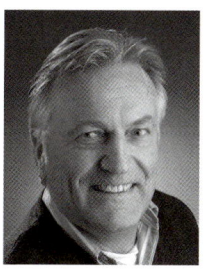

Impressum

Bibliographische Information der Deutschen Bibliothek

Die Deutsche Bibliothek verzeichnet diese Publikation in der Deutschen Nationalbibliographie; detaillierte bibliographische Daten sind im Internet über http://dnb.ddb.de abrufbar.

BLV Buchverlag
GmbH & Co. KG
80797 München

© 2008 BLV Buchverlag GmbH & Co. KG, München

Das Werk einschließlich aller seiner Teile ist urheberrechtlich geschützt. Jede Verwertung außerhalb der engen Grenzen des Urheberrechtsgesetzes ist ohne Zustimmung des Verlags unzulässig und strafbar. Das gilt insbesondere für Vervielfältigungen, Übersetzungen, Mikroverfilmungen und die Einspeicherung und Verarbeitung in elektronischen Systemen.

Bildnachweis:
Alle Fotos von Michael Reusse, außer:
Getty: S. 41, 76, 139
Polar: S. 25, 78
Ulli Seer: S. 35, 74, 75

Grafiken: Jörg Mair, München

Umschlaggestaltung: Anja Masuch, Fürstenfeldbruck
Umschlagfotos:
Vorderseite: Masterfile/ Mathew Plexman
Rückseite: Michael Reusse

Lektorat: Dr. Christiane Lentz, Manuela Stern
Herstellung: Angelika Tröger
Layoutkonzept Innenteil: Sabine Fuchs, fuchs_design, München
Layout und Satz:
Uhl + Massopust GmbH, Aalen

Gedruckt auf chlorfrei gebleichtem Papier

Printed in Germany
ISBN 978-3-8354-0290-4

Hinweis
Das vorliegende Buch wurde sorgfältig erarbeitet. Dennoch erfolgen alle Angaben ohne Gewähr. Weder Autoren noch Verlag können für eventuelle Nachteile oder Schäden, die aus den im Buch vorgestellten Informationen resultieren, eine Haftung übernehmen.

Eine kleine Auswahl aus unserem großen Programm

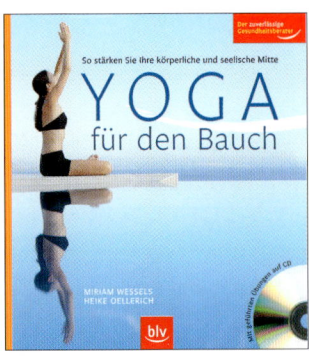

Miriam Wessels/Heike Oellerich
Yoga für den Bauch
Die Kraft aus der Mitte – einzigartig gezieltes Training, das die Bauch-, Rücken- und Beckenbodenmuskulatur kräftigt sowie innere Ruhe, Balance und Lebensfreude fördert; mit geführten Übungen auf CD, die das Trainieren erleichtern.
ISBN 978-3-8354-0291-1

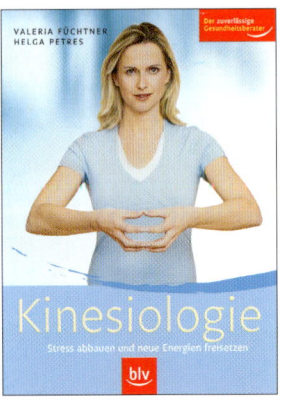

Jerry Goldberg
Autogenes Training
Entspannt und ausgeglichen, selbstbewusst und stark, klar und konzentriert, glücklich und zufrieden: der Grundkurs für Ruhe und innere Kraft in nur 4 Wochen; mit geführten Übungen auf CD.
ISBN 978-3-8354-0046-7

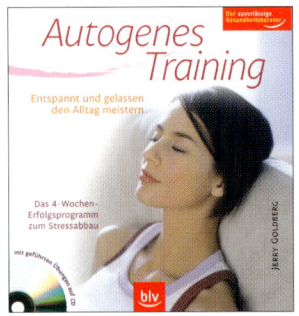

Valeria Füchtner/Helga Petres
Kinesiologie
Die ideale Kombination aus Grundlagen der Traditionellen Chinesischen Medizin mit Ergebnissen neuester Stress- und Gehirnforschung: einfache Übungen zur sanften Selbstbehandlung.
ISBN 978-3-8354-0250-8

Anja Schwarz/Aljoscha Schwarz
Muskelentspannung nach Jacobson
Einfach, wirksam, schnell erlernbar – eine der bewährtesten Methoden zur Stressbewältigung: Tiefenentspannung für Körper und Seele durch das gezielte Anspannen und Entspannen einzelner Muskeln. Mit geführten Übungen auf CD.
ISBN 978-3-8354-0136-5

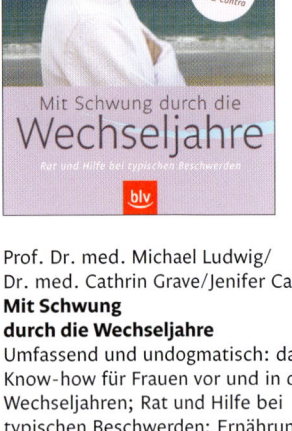

Prof. Dr. med. Michael Ludwig/
Dr. med. Cathrin Grave/Jenifer Calvi
**Mit Schwung
durch die Wechseljahre**
Umfassend und undogmatisch: das Know-how für Frauen vor und in den Wechseljahren; Rat und Hilfe bei typischen Beschwerden; Ernährung, Sport, Schönheitspflege; mit dem neuesten Erkenntnisstand zur Hormonersatztherapie.
ISBN 978-3-8354-0252-2

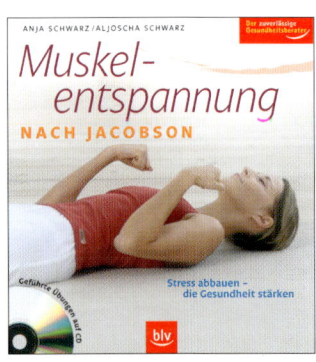